von Fam. Twold
für Johannes Michael

W0014998

Susanne Reiter

Bärenstark und kerngesund

Vollwertkost für Kinder

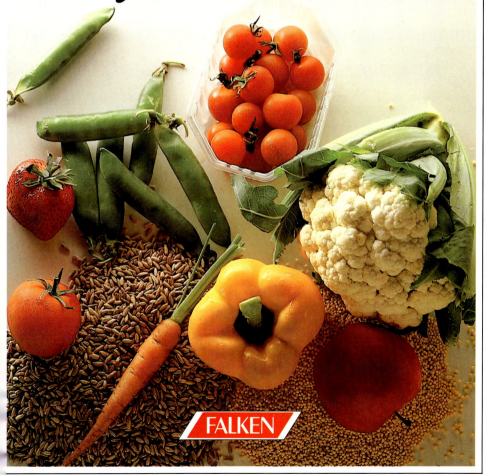

FALKEN

Vorwort

„Lassen Sie das Kind nicht in den Brunnen fallen!" Wer für seine Sprößlinge das Beste will, sollte so früh wie möglich mit einer richtigen, gesunden Ernährung anfangen. Und die heißt: Vollwertkost.

Rund 80 Prozent unserer üblichen Lebensmittel sind in irgendeiner Form industriell bearbeitet worden und haben dadurch einen großen Teil an lebenswichtigen Nährstoffen eingebüßt. Aber gerade für unsere Schützlinge ist eine vollwertige Ernährung mit allen lebenswichtigen Bestandteilen notwendiger denn je: Weil unsere Kleinen noch ein großes Stück wachsen müssen. Weil wir bereits von Kindesbeinen an unsere späteren Eßgewohnheiten einüben. Und weil die wachsende Schadstoffbelastung unserer Nahrung für den kleinen Körper noch viel gefährlicher ist als für den von Erwachsenen.

Höchste Zeit, mit den falschen Eß- und Trinkgewohnheiten unserer Kinder aufzuräumen und so vollwertig, frisch und abwechslungsreich wie möglich zu kochen. Dabei müssen weder Pizza, Hamburger noch Nudeln oder Naschkram unter Verschluß. Alles ist erlaubt. Es kommt eben nur auf die Qualität der Zutaten und auf die schonende Zubereitung an sowie darauf, wie geschickt man es „an das Kind bringt". Wer als Mutter mit Liebe und Überlegung kocht, selbst ein gutes Vorbild ist und dann noch bunte Überraschungen parat hat, kann es erreichen, daß seine Kinder die kerngesunde Vollwertkost jedem anderen Nahrungsmittelangebot vorziehen.

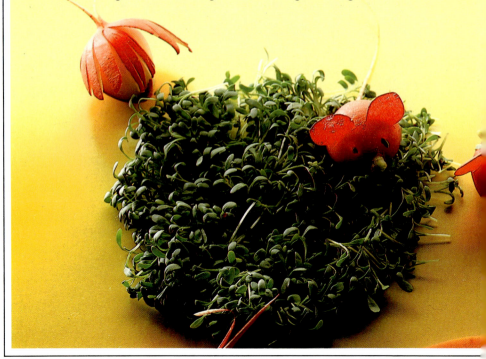

INHALT

Gesunde Vollwertkost, die Kindern schmeckt	4
Vollwertig kochen für Ihr Kind	6
Kindern Gesundes schmackhaft gemacht	7
Das Abc der Vollwertküche	8
Ein Muß – fünf Mahlzeiten	10
Der große Durst der Kleinen	11
Kunterbunte Muntermacher	12
Knackfrische Rohkost	26
Neues Lieblingsrezept gesucht?	38
Desserts und süße Naschereien	54
Rezeptverzeichnis	64

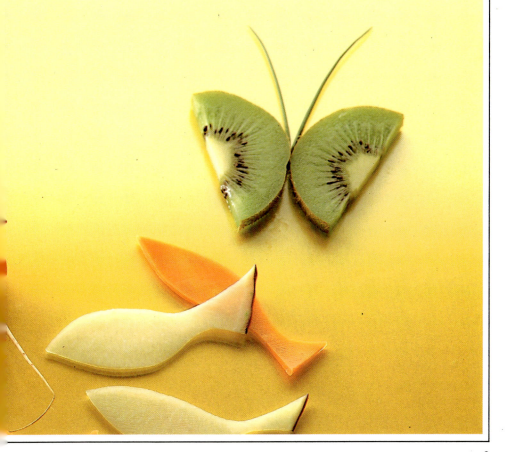

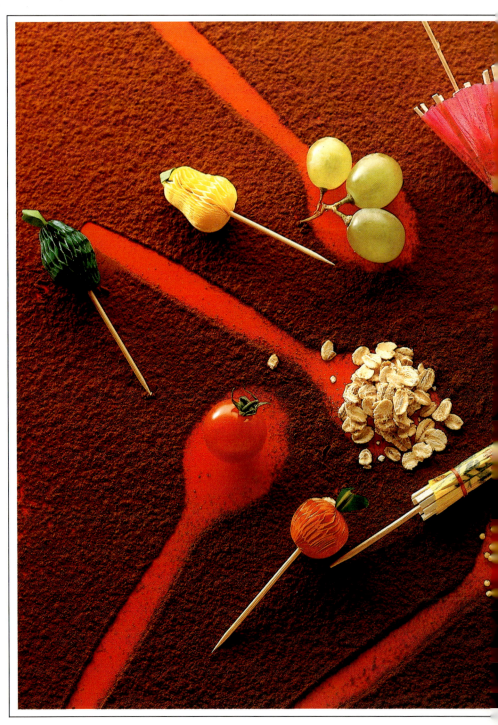

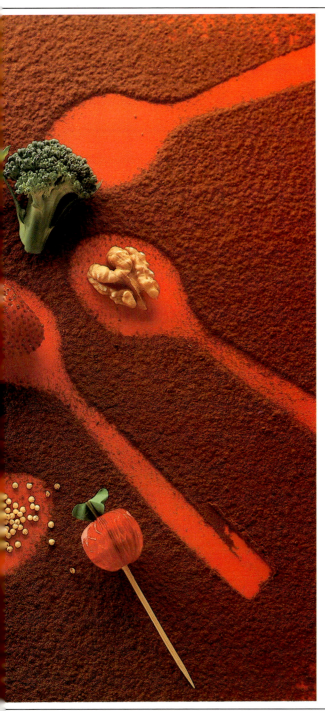

GESUNDE VOLLWERTKOST, DIE KINDERN SCHMECKT

Die Klassenbesten in der Naturküche: kerniges Vollkornbrot, kraftvolles Müsli, knackfrische Rohkost und frische saftige Früchte. Damit Ihr Kind auch so richtig Appetit bekommt, wird jeder Happen hübsch garniert, witzig in Form gebracht oder mit kleinen Tricks aufgepeppt.

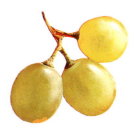

VOLLWERTIG KOCHEN FÜR IHR KIND

Vieles, was man früher instinktiv richtig machte, halten moderne Ernährungswissenschaftler heute wieder für das Beste: nämlich unsere Nahrung so natürlich wie möglich zu lassen. Was wir uns auftischen, sollte aber nicht nur frisch, abwechslungsreich und schonend zubereitet sein. Es kommt vor allem auch darauf an, zum Beispiel Fertiggerichte und Konserven vom Einkaufszettel zu streichen und naturbelassene Produkte in den Mittelpunkt zu stellen, um nach Möglichkeit wenig Schadstoffe wie Spritz- und Düngemittel oder künstliche Farb- und Konservierungsstoffe mitzuschlucken.

Aber es ist längst nicht damit getan, unsere häufig falsche Ernährung erst als Erwachsener auf den Kopf zu stellen. Gerade bei Kindern kommt es noch viel mehr auf eine richtige Ernährung an. Je früher sie die Naturküche kennenlernen, um so besser. Denn für eine Vollwertkost von Kindesbeinen an spricht vieles:

● Vollwertkost hat sämtliche Nährstoffe, die zum Aufbau von Knochen, Muskeln und Organen wichtig sind, in ausreichender Menge parat.

● Vollwertkost liefert wertvolle Kohlenhydrate, die für Kinder mit ihrem lebhaften Stoffwechsel und ständigem Bewegungsdrang eine unentbehrliche Energiequelle darstellen.

● Durch den natürlich hohen Anteil an Ballaststoffen in der Vollwertküche lernt man schon in jungen Jahren ein vernünftiges Gefühl für Hunger und Sättigung zu entwickeln. Das ist die beste Voraussetzung, Übergewicht zu vermeiden.

● Vollwertkost heißt genügend Vitamine und Mineralstoffe. Ihre Kinder können somit frühzeitig ausreichend Abwehrkräfte entwickeln, ihr Immunsystem stärken und sind damit widerstandsfähiger gegen Erkältungen, Grippe und andere Infektionskrankheiten.

● Eine ausgewogene Ernährung bedeutet zusätzlich, für die heutzutage hohen Lernanforderungen und gegen den Leistungsdruck in der Schule besser gerüstet zu sein.

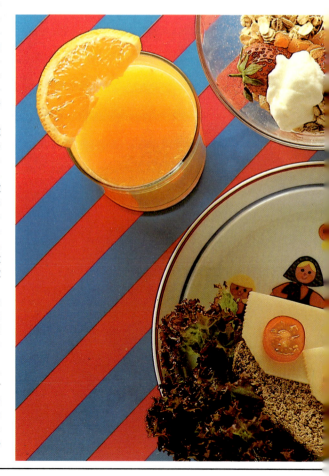

KINDERN GESUNDES SCHMACKHAFT GEMACHT

Einfach nur zu sagen: „Iß, das ist gesund", stößt bei Kindern nur auf taube Ohren. Vollwertkost für die Kleinen muß besonders verlockend und attraktiv sein. Sie muß sogar besser, leckerer, einfach toller als alles andere sein. Denn nur dann beißen Kinder an.

Krempeln Sie nicht Ihre ganze Ernährung von heute auf morgen um. Nach und nach und mit kleinen Tricks können Sie Ihre Sprößlinge am einfachsten auf den gesunden Geschmack bringen.

Kinder essen mit den Augen. Wenn Pausenbrote oder warme Speisen schon einmal optisch bunt und lustig aussehen, ist alles schon so gut wie gegessen. Wichtig auch das Drumherum: hübsches Geschirr, dekorativ gefaltete Servietten, farbige Tischdecken und eine fröhliche Atmosphäre am Tisch. Was ebenfalls Eindruck macht: eine tolle Verpackung. Langweilige Trockenfrüchte schmecken beispielsweise gleich viel interessanter, wenn sie einzeln wie ein Bonbon mit buntem Papier eingewickelt und dann zu einer Kette aufgereiht werden.

Lassen Sie Ihre Kleinen beim Kochen „mitmischen" und vor allem mit den Lebensmitteln hantieren, die besonders gesund sind: Körner keimen lassen, Getreide einweichen oder Kräuter waschen und trocknen. Und schon sind das Interesse und der Appetit auf das Selbstgemachte da. Fragen Sie Ihre Kinder ruhig mal nach ihrer Meinung: Ist die Sauce genügend gewürzt? Müssen in das Müsli nicht noch ein paar Nüsse? Überlassen Sie auch öfter mal die Speisenwahl den jungen Familienmitgliedern. Wenn sie sich zum Beispiel aus diesem Buch etwas aussuchen dürfen, schmeckt es hinterher garantiert besonders gut.

Und noch etwas: Seien Sie Ihrem Kind ein gutes Vorbild. Braten Sie sich keine Extrawurst. Wie bei Erwachsenen rutscht es bei Ihren Nachkömmlingen in Gesellschaft natürlich auch besser. Also versuchen Sie, nach Möglichkeit das Essen gemeinsam mit Ihren Kindern einzunehmen.

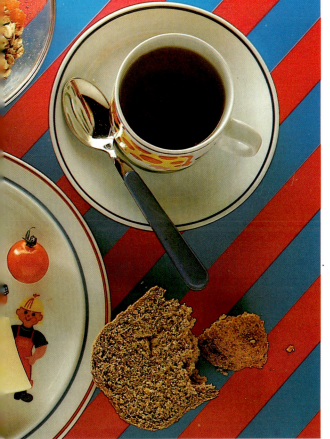

Das ABC der Vollwertküche

Getreide

Das A und O in der Vollwertküche ist das Getreide. Das unversehrte Korn mitsamt Randschichten und Keimling enthält nämlich so gut wie alles, was uns und vor allem unsere Kinder fit und leistungsfähig macht: wertvolle Kohlenhydrate, ungesättigte Fettsäuren, Vitamine und Mineralstoffe. Dazu noch eine Menge Ballaststoffe, die lange sättigen, unsere Verdauung anregen und als „natürliche Darmbürste" arbeiten. Sowie man aber Randschichten und Keimling entfernt, bleibt nur noch ein wertloses Weißmehl übrig.

Erhitzen zerstört teilweise die vielgeschätzten Inhaltsstoffe im Getreide. Deshalb steht bei Vollwertköstlern auch täglich ein kerniges Frischkornmüsli auf dem Programm. Mit Milch und Nüssen angereichert, liefert es sogar eine ideale Eiweißkombination.

Bei der Lagerung von gemahlenem Getreide bleibt eine gute Portion der besten Stoffe auf der Strecke. Ideal ist deshalb, wenn man das Korn aus kontrolliertem Anbau ganz frisch durch die eigene Mühle dreht oder es möglichst kurz vor der Verwendung im Reformhaus oder Bioladen mahlen läßt. Vollkornmehl ist nicht ewig haltbar. Der fetthaltige Keimling wird schnell ranzig, Licht und Luft zerstören die wertvollen Vitamine.

Obst, Gemüse, Rohkost

Täglich einen großen Teller Rohkost aus ganz frischen Zutaten essen – das ist ganz der Geschmack moderner Ernährungsexperten. Denn Salate und frische Gemüse sowie Früchte jeder Art sind wichtige Quellen, aus denen wir frische Vitamine, Mineral- und Ballaststoffe tanken. Achten Sie aber beim Einkauf darauf, daß die Frischware unbehandelt ist und aus kontrolliertem Anbau stammt (erhältlich im Reformhaus und Bioladen). Die Freilandware schmeckt außerdem besser und hat mehr Aroma und Vitamine als Treibhauszucht. Grünzeug vom Straßenrand sollten Sie aber lieber stehen lassen, denn schädliche Schwermetalle aus Autoabgasen setzen sich auf der Oberfläche fest.

Für die Zubereitung gilt: Obst, Gemüse und Salate immer erst kurz vor dem Verzehr vor- beziehungsweise zubereiten. Schälen und Zerkleinern bieten Licht und Luft Angriffsflächen für den Vitaminabbau. Damit unser Körper auch an die fettlöslichen Vitamine herankommt, gehört an jeden Salat etwas Öl. Wollen Sie Gemüse kochen, dann sollten Sie es nach Möglichkeit dünsten, das heißt in wenig Wasser mit geschlossenem Deckel und bei mittleren Temperaturen garen. So bleiben am meisten wertvolle Inhalts- und Aromastoffe erhalten. Gießen Sie das mineralstoffreiche Kochwasser nicht weg. Es ist eine ideale Basis für Suppen, Saucen und Getränke.

Hülsenfrüchte

Sie werden vor allem deshalb geschätzt, weil sie zu den eiweißreichsten pflanzlichen Nahrungsmitteln zählen und darüber hinaus noch eine geballte Ladung Vitamine, Mineral- und Ballaststoffe liefern.

Kräuter und Gewürze

Beide regen den Appetit und die Verdauung an. Verwenden Sie frische Kräuter so häufig wie möglich. Sie strotzen vor Vitaminen und Mineralstoffen, deshalb auch: immer erst kurz vor dem Servieren hacken und über die Speisen streuen.

Kräuter und Gewürze sind außerdem ein idealer Ersatz für Salz. Salz verdirbt nur die natürlichen Geschmacksnerven der Kinder und kann zugleich einen Risikofaktor für einen späteren Bluthochdruck darstellen. In der Vollwertküche verwendet man vor allem Meersalz, weil es einige Spurenelemente enthält.

Milch und Milchprodukte

Sie spielen als Eiweißlieferanten eine wichtige Rolle und enthalten außerdem viel Kalzium, das für das Wachstum wichtig ist. Aber auch Fett steckt drin. Wer ein Pum-

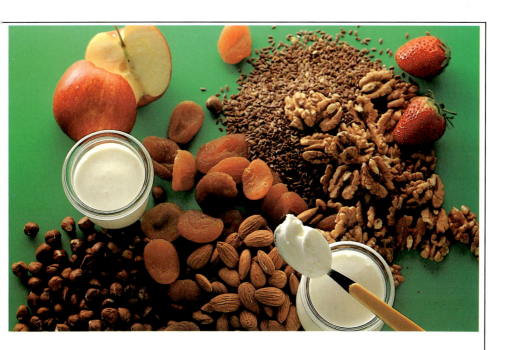

melchen in der Familie hat, sollte magere Sorten bevorzugen. Wie bei anderen Lebensmitteln sollten Sie hier ebenfalls naturbelassene Produkte wählen, das heißt, Milch und Eier direkt vom Hof oder aus dem Reformhaus beziehen, Käse aus Rohmilch oder Joghurt, Sauermilch und Kefir selber ansetzen.

Fette und Öle
Sie sind als Träger fettlöslicher Vitamine unentbehrlich, sollten aber möglichst viele hoch ungesättigte Fettsäuren enthalten, wie dies bei pflanzlichen Ölen der Fall ist. Distel-, Maiskeim-, Sonnenblumen- und Sojaöl, alles Öle mit einem hohen Anteil mehrfach ungesättigter Fettsäuren, eignen sich besonders gut für Salatsaucen und Dressings. Zum Braten sollten Sie das Fett oder Öl niemals zu stark erhitzen, denn sonst bilden sich schädliche Stoffe. Vollwertköstler nehmen als Streichfett Butter, jedoch wegen ihres Cholesteringehalts nur in geringen Mengen.

Nüsse und Samen
Sie bringen nicht nur Geschmack in die Speisen, sondern sind ideale Knabbereien für zwischendurch mit vielen Vitaminen, Mineralstoffen und ungesättigten Fettsäuren. Wichtig: Man sollte sie schnell verbrauchen, weil sie rasch ranzig werden.

Honig und Trockenfrüchte
Das sind Alternativen zum wertlosen Zucker. Sie stillen den Drang der Kleinen nach Süßem und sorgen gleichzeitig noch für einen Schub Vitamine. Andere gesunde Süßmacher sind Ahornsirup, Apfel- und Birnendicksaft.

Fleisch und Fleischwaren
Vollwertfans verzichten zwar nicht gänzlich auf Fleisch, aber sie servieren es nur als kleine Beilage, um dem Körper möglichst wenig tierisches Fett und damit gleichzeitig wenig schädliches Cholesterin zu servieren. Auch Eier enthalten Cholesterin, und deshalb sollten sie nicht zu oft auf dem Speisezettel stehen. Bedenklich ist vor allem noch ein weiterer Stoff im Fleisch: die sogenannten Purine, die sich zu Harnsäure abbauen und Gicht verursachen können.

9

EIN MUSS — FÜNF MAHLZEITEN

Jeden Morgen das gleiche Drama? Statt hungriger und gut gelaunter Kinder, die mit Appetit ihr Müsli mampfen, hängen verschlafene Geschöpfe am Tisch, die selbst die leckersten Sachen keines Blickes würdigen. Dabei soll gerade das Frühstück als wahres Kraftpaket für den ganzen Tag dienen.

Mindestens fünf Mahlzeiten täglich heißt die Faustregel, damit unsere Leistungen niemals ganz auf den Nullpunkt absacken. Kinder sollen schon mit dem ersten und zweiten Frühstück rund 30 Prozent des Tagesbedarfs an Energie zu sich nehmen, denn über Nacht verbraucht der Organismus seine Energiereserven. Wenn nun Ihr Sprößling nach dem Aufstehen mit leerem Bauch in die Schule geht, kommt er dort sehr rasch an seine Leistungsgrenzen. Der kleine Körper hat nämlich nur geringe Speicherkapazitäten für Nährstoffe. Deshalb muß morgens neuer „Treibstoff" aufgefüllt werden – mit einem ausgewogenen Frühstück, vollgepackt mit vielen Vitaminen, einer Menge Eiweiß und den Ballaststoffen, die satt machen.

Ein Honigbrot allein ist längst nicht immer das Beste. Zuviel Süßes in der Frühe macht nämlich schnell wieder schlapp, hungrig und läßt die Leistungsfähigkeit absinken. Mit einem kernigen, selbstgeschroteten Müsli, fri-

schem Vollkornbrot oder Säften aus der eigenen Presse kann man den Tag viel besser beginnen. Kaufaule Kinder lassen sich garantiert für Quark oder Milchmixgetränke, verfeinert mit Kräutern, Kernen oder Flocken, begeistern.

Entwickeln Sie schon beim Frühstück Phantasie. Ein ständiges Einerlei vermiest Kindern nur den Appetit. Selbst was Ihr Sprößling gestern noch „bärig" fand, ist für ihn heute schon längst wieder „alter Schnee". Öfter etwas Neues wirkt interessant und kann so manche ungesunde Eßgewohnheit verändern.

Viel anders sieht es auch beim Pausenbrot nicht aus. Es ist genauso wichtig wie das erste Frühstück: Die Leistungskurve schießt morgens nach oben und erreicht bereits um 9 Uhr ihren Höhepunkt. Da sie aber bis zum Mittag wieder absinkt, muß man gerade Schulkindern mit einer frischen Energieladung wieder auf die Sprünge helfen.

Mit einem gewöhnlichen Butterbrot können Sie kein Kind aus der Reserve locken. Abwechslung, originelle, witzige Verpackungen, knallige Farben – das finden die Kleinen gut.

Rund 30 Prozent der Tagesration an Kalorien sollte die Mittagsmahlzeit liefern. Und da um diese Zeit der Appetit am größten ist, bietet sich

gute Gelegenheit, Gesundes aufzutischen: vitamin- und mineralstoffreiche Rohkostknabbereien, Lieblingsgerichte vollwertig umgebastelt und fruchtige oder kernige Naschereien hinterher, um auch der Lust auf Süßes gerecht zu werden.

Daß Kinder Zeiten haben, zu denen sie pausenlos Appetit haben, und andere, zu denen sie nur lustlos auf dem Teller herumstochern, soll Sie nicht beunruhigen. Für jede Phase des Wachstums wird Energie benötigt. Kommt zwischendurch wieder ein Wachstumsstopp, läßt auch der Appetit nach. Kinder dann zum Essen zu zwingen wäre gänzlich falsch. Sie wissen selber viel besser, wann sie satt oder hungrig sind. Schwankungen solcher Art kann der kleine Körper übrigens ohne weiteres ausgleichen.

Was die Kalorienzufuhr für den Rest des Tages angeht, bleiben für nachmittags und abends noch ganze 40 Prozent übrig. Ideal als Stärkung für zwischendurch: frische Früchte, Mixgetränke, Vollkorngebäck oder auch ein kerniger Müsliriegel aus dem eigenen Ofen. Ein Snack am Nachmittag vermeidet auch, daß bis zum Abend ein Bärenhunger entsteht, denn gerade die letzte Mahlzeit des Tages soll nicht mächtig und fett, sondern leicht und bekömmlich sein. Damit ist ein ruhiger Schlaf gesichert.

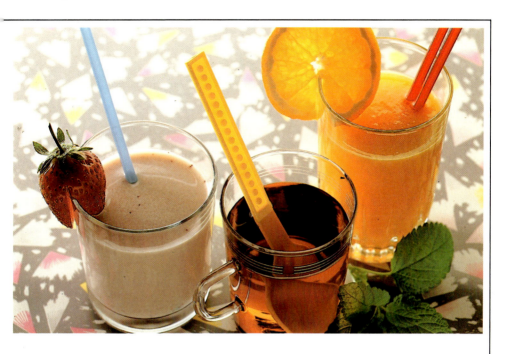

DER GROSSE DURST DER KLEINEN

Was und wieviel Ihr Kind trinken soll? Ganz einfach, soviel es will. Denn bezogen auf das Körpergewicht liegt der Flüssigkeitsbedarf bei den Kleinen drei- bis fünfmal höher als bei Erwachsenen. Das sind beispielsweise bei Vier- bis Sechsjährigen 1 bis 1,3 Liter (aus Getränken und fester Nahrung), bei Zehnjährigen 1,6 Liter.

Ideal sind Durstlöscher, die weder den Appetit verderben noch viel Kalorien enthalten. Immer beliebt sind frischgepreßte Säfte. Ganz köstlich und erfrischend ist beispielsweise dieser Mix: je eine Tasse Möhren- und Apfelsaft, verlängert mit Mineralwasser und gesüßt mit Honig. Damit fangen sich Ihre Kinder noch einen guten Schuß Vitamine ein. Wenn Ihre Kinder großen Durst haben, sollten sie die Säfte immer mit Mineralwasser strecken. Noch zwei Tips: Pressen Sie Früchte nicht auf Vorrat. Je frischer, desto besser für Vitamine und Aroma. Und wenn Sie fertige Säfte kaufen wollen, dann wählen Sie nur naturreine Ware, die nicht zusätzlich gesüßt oder mit anderen Zutaten versetzt ist.

Als gute Durstlöscher empfehlen sich auch frisch aufgebrühte Früchte- und Kräutertees. Damit sie sogar im Sommer mit auf der Hitliste stehen, können Sie Erdbeeren, Kirschen oder Minzblätter mit Wasser in einem Eiswürfelbehälter einfrieren und die bunten Brocken dann in den kalten Tee geben – schon wird Ihnen das Glas aus der Hand gerissen.

Ebenfalls heiß begehrt sind Milchmixgetränke aller Art. Zwar eignen sie sich weniger als Durstlöscher, aber als sättigender Cocktail für zwischendurch mit viel Eiweiß und Kalzium sind sie immer willkommen.

Klar, daß Sie auch Getränke nicht mit weißem Haushaltszucker süßen sollten. Für die gesunde Süße sorgen Honig, Ahornsirup, Apfel- oder Birnendicksaft. Vergessen Sie jedoch nicht, daß auch diese Kalorien enthalten!

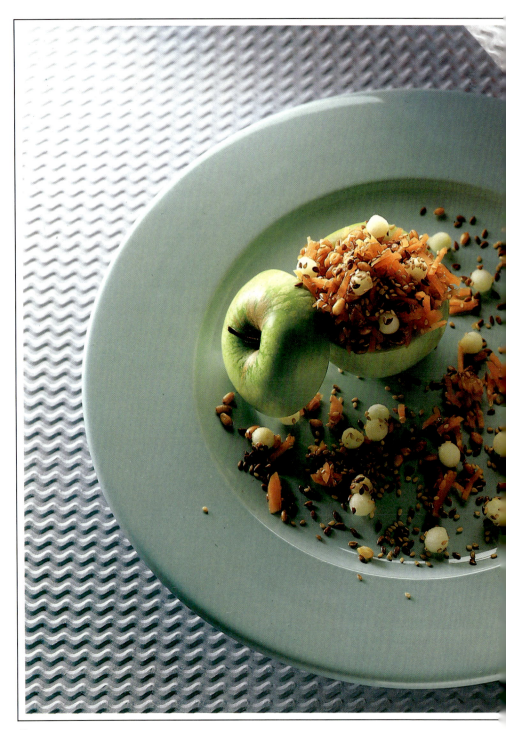

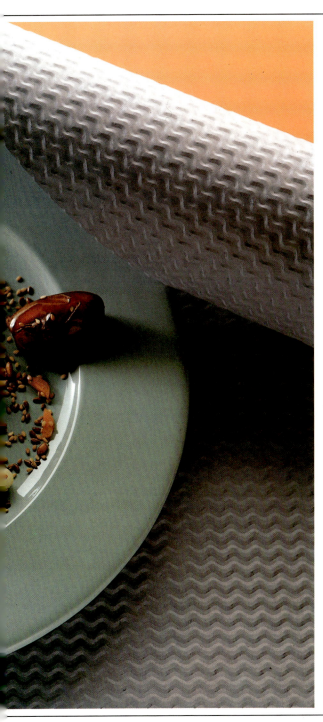

Kunterbunte Muntermacher

Sagen Sie der langweiligen Klappstulle ade. Die kernigen und fruchtigen Morgenstarter sind jetzt an der Reihe. Und damit auch Ihr „Früchtchen" nicht fix und fertig aus der Schule kommt, machen leckere Pausenfüller der Spitzenklasse den richtigen Appetit.

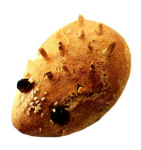

(Möhrenmüsli, Rezept S. 14)

MÖHRENMÜSLI

ORANGENMÜSLI

BEERENMÜSLI

Für 4 Personen
Zubereitungszeit: ca. 45 Min.
ca. 1410 kcal/5900 kJ

160 g Weizenkörner
4 große Äpfel
300 g Möhren
2 EL Zitronensaft
2 EL Honig
8 getrocknete Datteln
2 EL Sesam
1 EL Leinsamen

1. Die Weizenkörner zwei Tage in reichlich Wasser quellen lassen.
2. Die Äpfel waschen. Am Stielansatz einen Deckel abschneiden und beiseite legen.
3. Das Kerngehäuse mit einem Ausstecher entfernen. Das Fruchtfleisch vorsichtig mit einem kleinen Kugelausstecher herausholen. Dabei die Schale möglichst nicht verletzen.
4. Die Möhren waschen, schälen und raspeln. Mit den Apfelkügelchen, dem Zitronensaft und dem Honig mischen. Vier Datteln fein hakken und hinzufügen. Die gequollenen Weizenkörner gut abtropfen lassen und zusammen mit einem Eßlöffel Sesam dazugeben.
5. Das Müsli in die ausgehöhlten Äpfel füllen. Die Samen darüberstreuen. Je eine Dattel an den Apfelrand legen und darauf schräg die Apfeldeckel setzen.
(auf dem Foto S. 12/13)

Für 4 Personen
Zubereitungszeit: ca. 30 Min.
ca. 1740 kcal/7280 kJ

160 g Weizenvollkornschrot
100 g ungeschwefelte, getrocknete Aprikosen
60 g ungeschwefelte Rosinen
400 g Magerquark
1 EL Zitronensaft
2 EL Honig
1 Orange
1 Apfel
2 EL Sonnenblumenkerne
frische Minzblätter

1. Das Getreide in wenig kaltem Wasser über Nacht quellen lassen. Die Aprikosen und Rosinen ebenfalls über Nacht einweichen.
2. Den Quark mit etwas Einweichwasser von den Trokkenfrüchten, dem Zitronensaft und dem Honig glattrühren. Die Aprikosen klein schneiden und zusammen mit den Rosinen und dem Getreide unter den Quark mischen.
3. Die Orangen schälen und filetieren. Den Apfel waschen, das Kerngehäuse entfernen und den Apfel in dünne Spalten schneiden.
4. Den Quark auf vier Teller verteilen und glattstreichen. Die Orangen- und Apfelstükke sternförmig darauf anrichten. Die Sonnenblumenkerne darüberstreuen. In der Mitte die Minzblätter dekorieren. Das Müsli servieren.
(auf dem Foto: unten)

Für 4 Personen
Zubereitungszeit: ca. 25 Min.
ca. 1290 kcal/5400 kJ

160 g grob geschrotete Getreidemischung (Weizen, Roggen, Gerste, Hirse, Buchweizen)
440 ml Wasser
400 g Dickmilch (3,5% F.)
4 EL Honig
400 g Beerenfrüchte
1 Eiweiß
40 g gehackte Pistazien
40 g Mandelblättchen

1. Die Getreidemischung in dem Wasser etwa sechs Stunden zugedeckt quellen lassen.
2. Die Dickmilch mit zwei Eßlöffeln Honig und dem gequollenen Getreide verrühren.
3. Die Beeren verlesen, waschen und putzen. Einige für die Dekoration beiseite legen. Den Rest unter die Dickmilch heben.
4. Das Eiweiß mit der Gabel verquirlen. Die Pistazien auf eine Untertasse geben. 4 Sektschalen kopfüber bis kurz über den Rand ins Eiweiß stippen, dann anschließend in die gehackten Pistazien drücken.
5. Die Gläser mit dem Müsli füllen. Die Oberfläche mit den Beeren dekorieren. Die Mandelblättchen und den restlichen Honig darüber verteilen.
(auf dem Foto: oben)

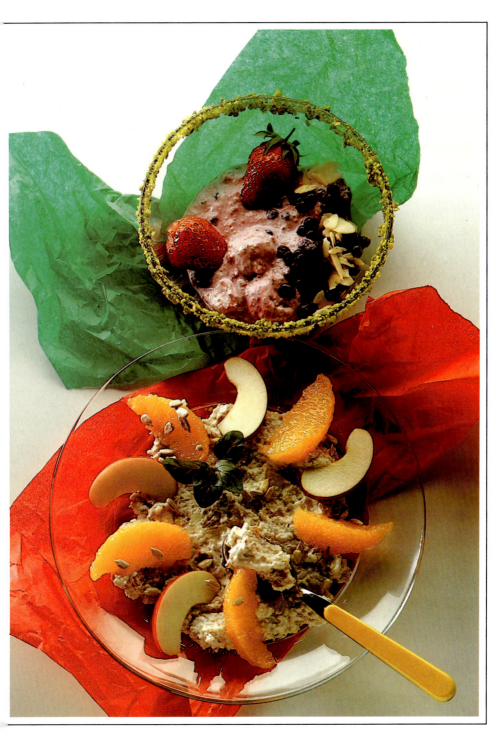

Sonnenmüsli

Für 4 Personen
Zubereitungszeit: ca. 20 Min.
ca. 1600 kcal/6690 kJ

4 geh. EL Vollkornhaferflocken
16 EL Wasser
4 EL Joghurt (1,5% F.)
4 EL Zitronensaft
4 EL Honig
200 g Äpfel
2 Grapefruits
12 Erdbeeren
24 Cocktailspieße
4 EL gehackte Walnüsse
2 EL Leinsamen
frische Zitronenmelisse

1. Die Vollkornhaferflocken in dem Wasser über Nacht quellen lassen.
2. Den Joghurt mit dem Zitronensaft und dem Honig mischen. Die Äpfel waschen, das Kerngehäuse entfernen und die Äpfel fein reiben. Den Joghurt mit den Äpfeln und den Haferflocken mischen.
3. Die Grapefruits halbieren. Das Fruchtfleisch im Ganzen herausschneiden und jeweils dreimal diagonal durchschneiden. Die Schalen beiseite legen.
4. Die Erdbeeren waschen, putzen und halbieren. Je ein Stück Grapefruit und Erdbeere auf einen Cocktailspieß schieben. Je sechs Spieße an den Rand der ausgehöhlten Grapefruithäften stecken.
5. In die Fruchtschale den Joghurt füllen. Walnüsse und Leinsamen darüberstreuen. Mit Melisse dekorieren.
(auf dem Foto: unten)

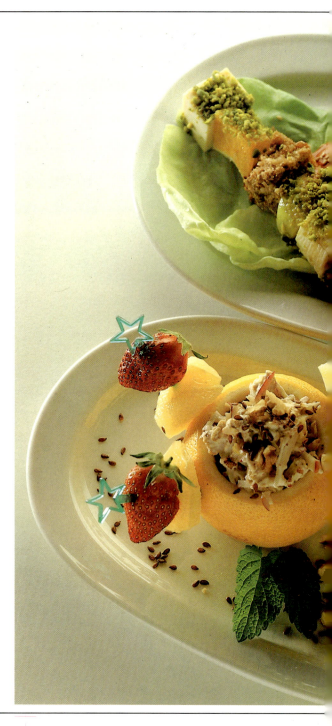

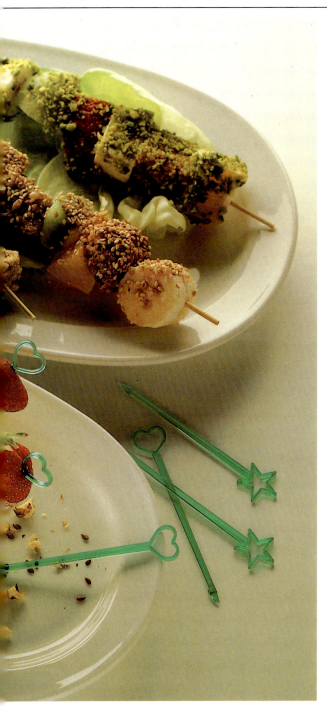

KERNIGER FRÜCHTESPIESS

Für 4 Personen
Zubereitungszeit: ca. 15 Min.
ca. 1190 kcal/4980 kJ

2 Scheiben Mehrkornbrot (siehe Seite 20)
20 g Butter
100 g Tofu
1 kleine Banane
1 mittelgroßer Apfel
1 Kiwi
1 Orange
4 Schaschlikspieße
4 TL Honig
2 EL gehackte Pistazien
2 EL Sesam
4 große Salatblätter

1. Das Brot mit Butter bestreichen. Jede Scheibe in 6 Stücke schneiden. Den Tofu trockentupfen und würfeln.
2. Die Früchte waschen bzw. schälen und in gleich große Stücke teilen. Das Brot, den Tofu und die Früchte abwechselnd auf die Spieße stecken.
3. Die Spieße mit Honig einpinseln. Dann in den Pistazien und dem Sesam wenden. Jeden Früchtespieß auf einem Salatblatt anrichten.
(auf dem Foto: oben)

BANANEN-FRÜCHTE-RIEGEL

Für 10 Riegel
Zubereitungszeit: ca. 45 Min.
ca. 2120 kcal/8870 kJ

Füllung:

6 ungeschwefelte, getrocknete
Backpflaumen (ohne Stein)
4 ungeschwefelte, getrocknete
Feigen
1 mittelgroße Banane
1 EL Rapshonig
1 Prise gemahlener Zimt

Teig:

2 EL Sonnenblumenkerne
3 EL grob gehackte Haselnüsse
100 g Weizenvollkornmehl
80 g Vollkornhaferflocken
25 g Sesam
½ TL Weinstein-Backpulver
150 g Joghurt (3,5% F.)
3 EL Rapshonig
5 EL Milch

1. Die Pflaumen und die Feigen 1 Stunde in Wasser einweichen, dann trockentupfen und klein schneiden. Die Banane schälen, ebenfalls klein schneiden. Die Früchte zusammen mit dem Honig und dem Zimt gut mischen.
2. Die Sonnenblumenkerne und 1 Eßlöffel Haselnüsse etwa 10 Minuten in einer Pfanne unter ständigem Rühren goldgelb rösten.
3. Das Weizenvollkornmehl, die Vollkornhaferflocken, den Sesam und das Backpulver mit den Sonnenblumenkernen und den Haselnüssen mischen. Den Joghurt mit dem Honig und der Milch verrühren und mit der Mehlmischung zu einem Teig verarbeiten.
4. Ein Backblech mit Backpapier auslegen. Die Hälfte des Teiges auf einer leicht bemehlten Fläche 20 x 20 cm groß ausrollen und auf das Blech legen. Die Früchtefüllung gleichmäßig auf den Teig streichen. Dann den Rest Teig ausrollen und darüberdecken.
5. Die Oberfläche mit den restlichen Haselnüssen bestreuen. Die Riegel im vorgeheizten Ofen bei 175°C etwa 35 Minuten backen.
6. Nach dem Abkühlen den Teig mit einem in heißes Wasser getauchten Messer in Rechtecke, Quadrate oder Rauten schneiden.
(auf dem Foto oben)

Variation
Aus dem Teig können Sie auch hübsche Figuren machen, wie zum Beispiel Sterne, Herzen oder Monde. Nehmen Sie einfach Ausstechförmchen, die Sie in den erkalteten Teig drücken. Die Teigreste feinhacken und zum Müsli verwenden.

BUCHWEIZEN-WAFFELN

Für ca. 12 Stück
Zubereitungszeit: ca. 45 Min.
(ohne Gehzeit)
ca. 1410 kcal/5900 kJ

20 g Hefe
300 ml Milch
250 g Buchweizenvollkornmehl
50 g Weizenvollkornmehl
1 Eigelb
1 EL Honig
1 Prise Meersalz
1 Eiweiß

1. Die Hefe in der lauwarmen Milch auflösen. Anschließend das Buchweizenvollkornmehl mit der Hefemilch verrühren, abdecken und etwa 1 Stunde gehen lassen.
2. Danach das Weizenvollkornmehl, das Eigelb, den Honig und das Salz dazugeben. Alle Zutaten verrühren, abdecken und nochmal 30 Minuten gehen lassen.
3. Das Eiweiß steif schlagen und unter den Teig heben. Jeweils 3 Eßlöffel Teig in ein vorgeheiztes Waffeleisen geben und goldgelb backen. Auf diese Weise die Waffeln nacheinander backen.
(auf dem Foto unten)

┌─ FEINSCHMECKER-TIP ─┐

Aus diesem Teig lassen sich auch leckere Pfannkuchen herstellen.

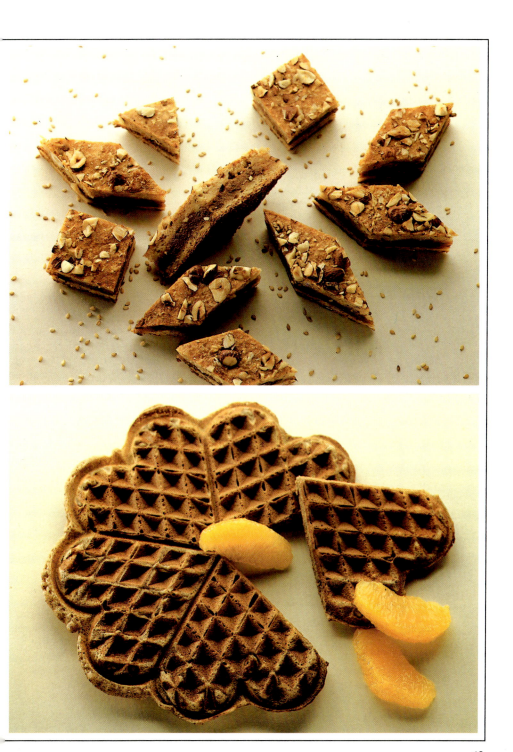

MAX UND MORITZ

MEHRKORNBROT

Für 1 Person
Zubereitungszeit: ca. 15 Min.
ca. 420 kcal/1760 kJ

150 g Magerquark
1 Prise Meersalz
2 Radieschen
1 EL gehackte Petersilie
2 Scheiben Mehrkornbrot
(siehe rechts)

zum Dekorieren:
2 Salatblätter
(z. B. Lollo rosso)
1 Radieschen
einige Schnittlauchhalme
das Ende einer Salatgurke
2 rote, schmale Paprikastreifen
3 grüne Erbsen
1 große Möhre
1 Gurkenscheibe
2 schmale Apfelspalten mit
grüner Schale
4 Porreeringe
1 Beet Kresse

1. Den Magerquark mit Meersalz abschmecken und in 2 Portionen teilen. Die gewaschenen und klein gewürfelten Radieschen unter die eine Portion rühren, die Petersilie unter die andere. Den Quark jeweils auf eine Scheibe Mehrkornbrot streichen.
2. Für die Dekoration sämtliche Zutaten waschen und trockentupfen.
3. Die Salatblätter an die obere Kante der einen Scheibe legen und an den Quark drücken. Das Radieschen halbieren und jeweils in die rote Schale eine Kerbe ritzen. Die „Radieschenaugen" mit

der Schnittfläche nach unten auf das Brot setzen. Anschließend mit Schnittlauchstücken rundherum „Wimpern" dekorieren.
4. Das Gurkenstück in die Mitte als „Nase" drücken. Die Paprikastreifen als „Mund" drauflegen. Zwischen die beiden Streifen die Erbsen als „Zahnlücken" setzen.
5. Für die zweite Scheibe die Spitze der Möhre sowie 2 weitere Scheiben abschneiden. Die Möhre dann mit einem Juliennereißer in dünne Streifen schneiden und an den oberen Rand als „krause Haare" legen.
6. Die Gurkenscheiben halbieren und die Kerne herausschneiden. Die Stücke mit der Schnittfläche nach unten als „Augen" auf das Brot legen. Die beiden Möhrenscheiben in die Gurkenrundungen setzen. Die Möhrenspitze als „Nase" nehmen.
7. Die Apfelstücke als „Mund" dekorieren. Jeweils 2 Porreeringe ineinanderketten und links und rechts der Brotscheibe als „Ohrringe" in den Quark drücken.
8. Die Kresse vom Beet abschneiden und über einen großen Teller streuen. Die beiden Brotgesichter darauflegen.
(auf dem Foto: oben)

Für 2 Brote
Zubereitungszeit: ca. 35 Min.
(ohne Gehzeit)
ca. 4820 kcal/20 170 kJ

je 100 g Gersten-, Weizen-,
Hafer-, Roggen- und
Hirsekörner
1 l Wasser
500 g Weizenvollkornmehl
2 TL Backferment (Reformhaus)
2 TL Meersalz
2 TL gemahlener Kümmel
50 g Sesam
50 g Leinsamen
4 EL Öl
etwa 450 ml Wasser

1. Die Körner 20 Minuten in dem Wasser auf mittlerer Stufe kochen. Falls das Wasser nicht vollständig aufgesogen ist, abgießen. Die Körner abkühlen lassen.
2. Die Körner mit dem Vollkornmehl, dem Backferment, Salz und Kümmel gründlich mischen. Dann den Sesam, den Leinsamen und das Öl hinzugeben und mit dem lauwarmen Wasser zu einem feuchten Teig kneten. 2 Stunden an einem warmen Ort gehen lassen.
3. Den Teig nochmals kurz durcharbeiten und in 2 gut gefettete und bemehlte Kastenformen geben. Mit Alufolie abdecken. 40 Minuten bei 170° C backen, weitere 40 Minuten bei 220° C. Dann die Folie entfernen und die Brote noch einmal etwa 30 Minuten backen.
(auf dem Foto: unten)

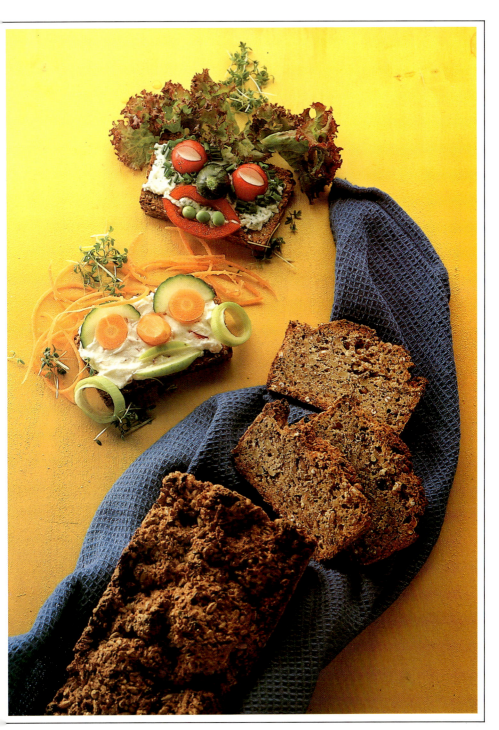

21

Grüne Minna

Für 4 Personen
*Zubereitungszeit: ca. 10 Min.
ca. 570 kcal/2380 kJ*

1 große Salatgurke
½ l Milch
150 g Joghurt (1,5% F.)
4 EL gehackte Petersilie
1 Prise Meersalz
2 Bund Radieschen
2 EL Mandelblättchen

1. Die Gurke waschen, grob würfeln, pürieren, mit Milch, Joghurt, Petersilie und Salz im Mixer schaumig schlagen. In 4 Gläser füllen.
2. Die Radieschen mit dem Grün waschen, einkerben und auf die Glasränder stecken. Die Mandelblättchen über den Trunk streuen.
(auf dem Foto: rechts)

Haferhexe

Für 4 Personen
*Zubereitungszeit: ca. 10 Min.
ca. 940 kcal/3930 kJ*

120 g Hafervollkornschrot
1 l Wasser
1 EL Ahornsirup
2 EL Honig
2 EL Zitronensaft
½ TL gemahlener Zimt
1 Msp. Vanillemark
2 Bananen
12 Erdbeeren
1 Kiwi
frische Zitronenmelisse
4 Holz- oder Kunststoffspieße

1. Das Haferschrot 12 Stunden in dem Wasser quellen lassen.
2. Das gequollene Schrot mit dem Einweichwasser in einen Mixer geben. Den Ahornsirup, den Honig, den Zitronensaft, Zimt, Vanillemark und die klein geschnittenen Bananen hinzufügen und alles verquirlen. In 4 hohe Gläser füllen.
3. Die Erdbeeren waschen und putzen. Die Kiwi schälen, in Stücke schneiden. Abwechselnd eine Erdbeere, ein Kiwistück und ein Melissenblatt auf die Spieße stecken. Die Früchtespieße quer über den Glasrand legen.
(auf dem Foto: links)

Häuptlingstrunk

Für 4 Personen
*Zubereitungszeit: ca. 10 Min.
ca. 990 kcal/4140 kJ*

½ l frisch gepreßter Blutorangensaft
¼ l Dickmilch (3,5% F.)
¼ l Milch
4 Scheiben Blutorangen
2 EL Leinsamen
4 kleine Minzzweige

1. Orangensaft, Dickmilch und Milch im Mixer schaumig rühren. In 4 Gläser füllen.
2. Die Orangenscheiben auf den Trunk legen. Darauf den Leinsamen streuen. Mit Minzzweigen dekorieren.
(auf dem Foto: Mitte)

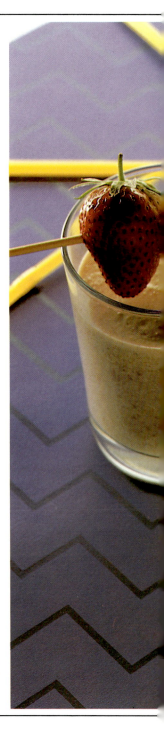

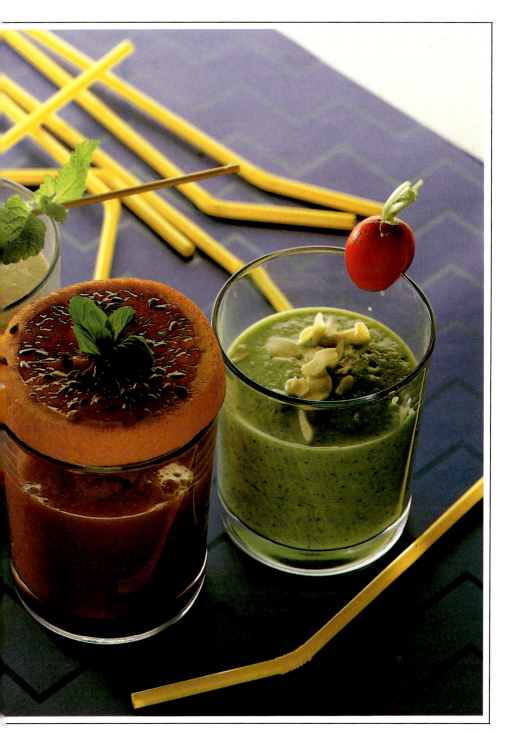

BANANENBOOT

Für 1 Person
Zubereitungszeit: ca. 10 Min.
(ohne Brötchen)
ca. 430 kcal/1800 kJ

1 Vollkornbrötchen
(siehe rechts)
1 kleine Banane
1 EL Magerquark
1 TL Honig
1 TL Zitronensaft
1 geh. TL ungeschwefelte
Rosinen
einige Salatblätter
1 TL Leinsamen
1 TL gehackte Pistazien

zum Verzieren:
2 Papiersonnenschirme

1. Aus dem Teig runde Brötchen formen, mit Eigelb bestreichen und (ohne Dekoration) wie beschrieben backen.
2. Das Brötchen durchschneiden. Das Innere herausholen, würfeln und mit einer halben zerdrückten Banane, dem Quark, dem Honig, dem Zitronensaft und den Rosinen gut mischen.
3. Die Brötchenhälften mit Salatblättern auslegen. Die Bananenmasse hineinfüllen. Die restliche Banane längs halbieren und darüberlegen.
4. Den Leinsamen und die Pistazien über das Bananenboot streuen. In jede Hälfte einen kleinen Papiersonnenschirm stecken.
(auf dem Foto oben)

ÜBERRASCHUNGS-PAKET

Für 1 Person
Zubereitungszeit: ca. 10 Min.
(ohne Brötchen)
ca. 280 kcal/1170 kJ

1 Vollkornbrötchen
(siehe rechts)
einige Walnußhälften
100 g Himbeeren
1 TL Ahornsirup
1 TL Honig

zum Verzieren:
buntes Einwickelband
frische Zitronenmelisse

1. Aus dem Teig runde Brötchen formen und mit Eigelb bestreichen. Pro Stück 4 Walnußhälften mit genügend Abstand im Quadrat auf die Oberfläche setzen. Dann wie beschrieben backen.
2. Das Brötchen durchschneiden. Das Innere herausholen und würfeln. Die Himbeeren pürieren und zusammen mit dem Ahornsirup, dem Honig und den Brotwürfeln vermengen.
3. Die Brötchenhälften damit füllen und zusammenklappen.
4. Das Brötchen mit dem Einwickelband verschnüren. Unter den Schleifenknoten die Zitronenmelisse stecken.
(auf dem Foto unten: Mitte)

Variation
Füllen Sie das Brötchen jedesmal anders. Sie können statt Himbeeren jede andere Frucht nehmen.

IGELBRÖTCHEN

Für ca. 15 Stück
Zubereitungszeit: ca. 40 Min.
(ohne Gehzeit)
ca. 3110 kcal/13010 kJ

200 g Joghurt (1,5% F.)
40 g Hefe
1 TL Meersalz
250 g Weizenvollkornmehl
250 g Sonnenblumenkerne

zum Verzieren:
2 Eigelb
etwa 120 g Mandelstifte
2 EL Sesam
30 ungeschwefelte Rosinen

1. Den Joghurt leicht erwärmen. Mit der zerbröckelten Hefe und dem Salz verrühren. An einem warmen Ort 30 Minuten gehen lassen.
2. Von dem Weizenvollkornmehl 3 Eßlöffel zum Ausarbeiten abnehmen. Die Hälfte der Sonnenblumenkerne fein mahlen und mit den restlichen Kernen zum Mehl geben.
3. Das Mehl mit dem Joghurt verkneten. Den Teig 20 Minuten gehen lassen.
4. Den Teig in 15 Stücke teilen. Diese oval formen. Das „Igelgesicht" spitz zulaufen lassen. Auf ein gefettetes Blech legen.
5. Mit Eigelb bestreichen. Die Igel mit Mandelstiften, Sesam und Rosinen verzieren. 20 Minuten gehen lassen. Im vorgeheizten Ofen bei 200° C etwa 20 Minuten backen.
(auf dem Foto unten)

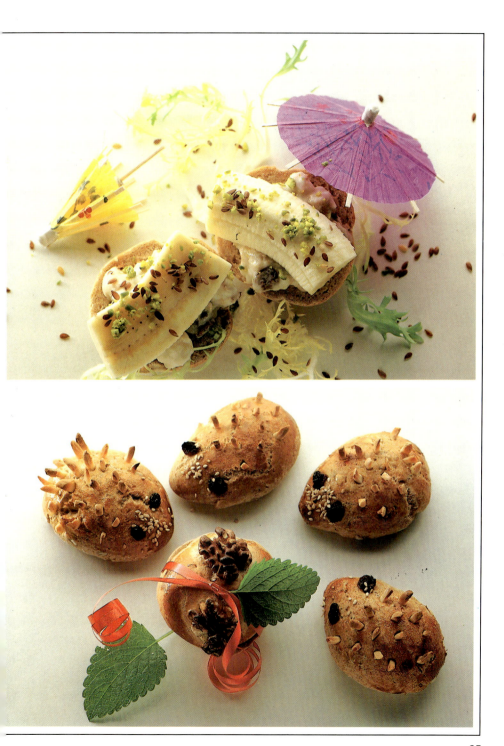

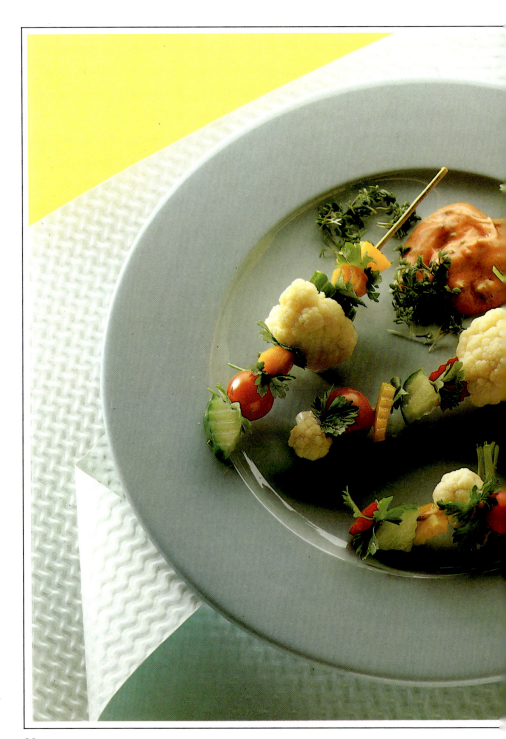

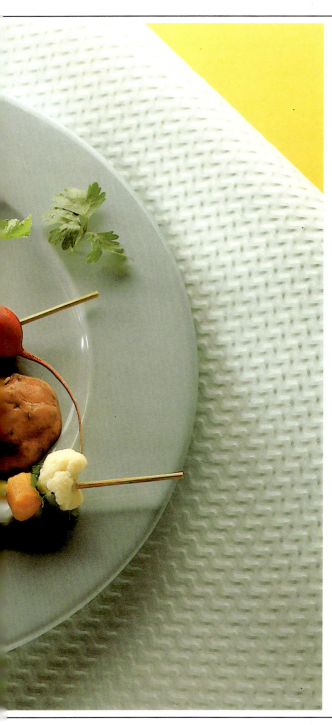

KNACK-FRISCHE ROHKOST

Jetzt blüht Ihren (B)engeln das grüne Wunder! Gehobelt oder geraspelt, zerpflückt oder gekeimt, aufgespießt oder gefüllt und natürlich auch einfach so pur aus der Hand: die rohe Kost macht aus kleinen Knirpsen mutige Häuptlinge und tapfere Squaws – so viel Starkes steckt in jedem Bissen.

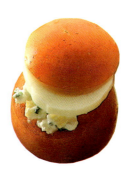

(Rohkost am Spieß, Rezept S. 28)

ROHKOST AM SPIESS

Für 4 Personen
Zubereitungszeit: ca. 20 Min.
ca. 1030 kcal/4310 kJ

1 kleiner Blumenkohl
1 kleine Salatgurke
4 Möhren
je 1 kleine rote, gelbe und
grüne Paprikaschote
12 Radieschen
12 Kirschtomaten
1 Bund glatte Petersilie
kleine Holzspieße

Sauce:
300 g Joghurt (1,5% F.)
6 EL Tomatenketchup
(siehe Seite 40)
etwa 100 ml Milch
2 EL Distelöl
1 Beet Kresse

1. Den Blumenkohl in Rös-chen schneiden, waschen und für 5 Minuten in kochen-des Wasser geben. Abküh-len lassen.
2. Das Gemüse je nach Sor-te putzen, schälen und wa-schen. Mit einem Buntmes-ser in mundgerechte Stücke schneiden.
3. Je 3 verschiedene Ge-müsestücke auf einen Holz-spieß schieben. Ein Ende als Griff frei lassen. Zwischen je-des Stück Petersilie stecken.
4. Für die Sauce sämtliche Zutaten verrühren. Die Kres-se hineinschneiden.
5. Die Sauce mit den Spie-ßen auf einer Platte dekorativ anrichten.
(auf dem Foto S. 26/27)

VOGELNEST

Für 1 Person
Zubereitungszeit: ca. 30 Min.
ca. 510 kcal/2130 kJ

1 kleine Salatgurke
6 Radieschen
1 kleiner Kohlrabi
½ Beet Kresse

Sauce:
1 hart gekochtes Ei
etwa 100 ml Buttermilch
1 EL Magerquark
1 EL Kürbiskernöl
1 EL Honig

außerdem:
1 langer Holzspieß
1 EL Kürbiskerne

1. Die Salatgurke waschen und die Enden abschneiden. Die Schale von oben nach unten mehrmals mit einem Kanelliermesser einkerben.
2. In die Gurke den Holz-spieß stecken. Mit einem spitzen Messer die Gurke spiralförmig bis an das Holz heran einschneiden.
3. Den Spieß herauszie-hen. Die beiden äußeren Schei-ben der Gurkenspirale inein-ander verketten, so daß ein Kranz entsteht.
4. Die Radieschen putzen und waschen. 3 Stück in Scheiben schneiden. Die restlichen Stücke von oben nach unten bis zur Mitte ein-schneiden und etwas aus-einanderdrücken. In die Öff-nungen die Radieschen-scheiben stecken.

5. Den Kohlrabi schälen, waschen und grob raspeln. Mit der Kresse mischen.
6. Für die Sauce das Eiweiß vom Eigelb trennen. Die But-termilch zusammen mit dem Magerquark, dem Öl, dem Honig und dem Eiweiß in einen Mixer geben und ver-quirlen. Das Eigelb mit einer Gabel fein zerbröckeln.
7. Den Kohlrabi auf einen Teller geben. Darauf in die Mitte den Gurkenkranz set-zen. Die Radieschen ver-teilen.
8. Die Sauce mit einem Löf-fel über die Rohkost geben. Zum Schluß das Eigelb und die Kürbiskerne darüber-streuen.
(auf dem Foto rechts)

FEINSCHMECKER-TIP

Lecker schmecken dazu diese herzhaften Voll-kornkekse: 150 g Butter mit 2 Eiern, 350 g Wei-zenvollkornmehl, 125 bis 150 ml Wasser, ½ TL Meersalz und ½ TL gemahlenen Kümmel verkneten. Abgedeckt 30 Minuten im Kühl-schrank ruhen lassen. Den Teig ausrollen, auf ein gefettetes Blech legen und im vorgeheiz-ten Ofen bei 180°C etwa 10 Minuten backen. Noch heiß in Rauten oder Dreiecke schneiden.

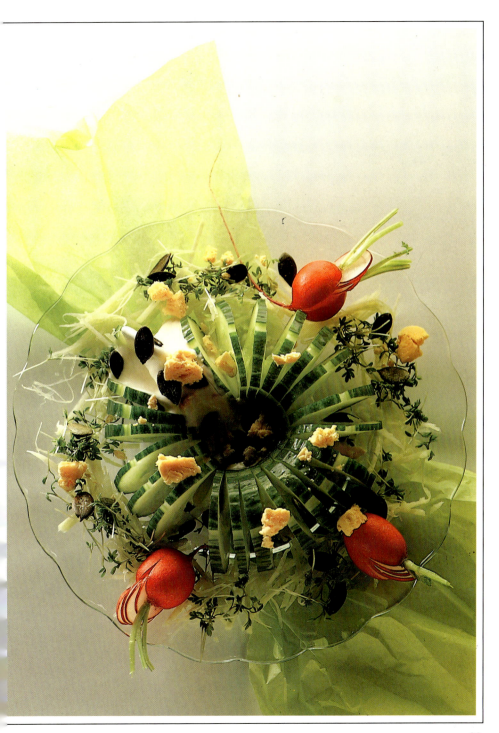

Möhrensalat

Für 4 Personen
Zubereitungszeit: ca. 20 Min.
ca. 1200 kcal/5020 kJ

2 Äpfel
600 g Möhren
1 Kohlrabi
6 ungeschwefelte, getrocknete Pflaumen (ohne Stein)
60 g gehackte Walnüsse

Sauce:

250 g Joghurt (1,5% F.)
2 EL Zitronensaft
2 EL Apfeldicksaft

außerdem:
einige Salatblätter

1. Die Äpfel waschen. Das Kerngehäuse entfernen und die Äpfel mit Schale grob raspeln.
2. Die Möhren und den Kohlrabi schälen, waschen und ebenfalls grob raspeln.
3. Die Pflaumen in kleine Stücke schneiden und zusammen mit den Walnüssen (einige für die Dekoration zurücklassen) zu dem Obst und dem Gemüse geben. Dann alles locker durchmischen.
4. Für die Sauce sämtliche Zutaten verrühren.
5. Eine Schüssel mit den gewaschenen Salatblättern auslegen. Die Rohkost darauf anrichten. Die Sauce darüber verteilen. Zum Schluß mit den restlichen Walnüssen dekorieren.
(auf dem Foto: unten)

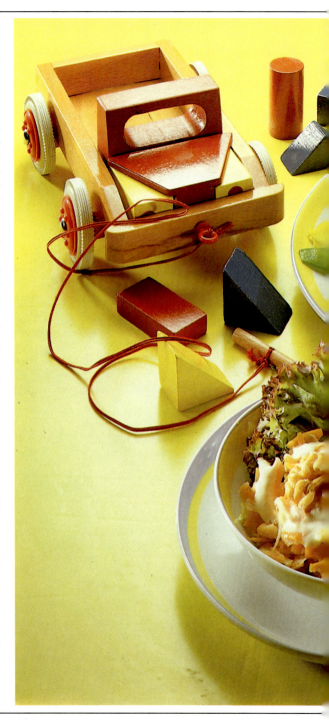

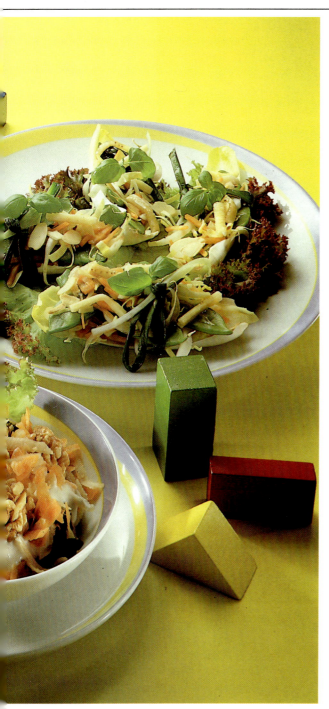

Chicoréeschiffe

Für 1 Person
*Zubereitungszeit: ca. 20 Min.
ca. 620 kcal/2590 kJ*

1 EL Mandelblättchen
100 g Zuckerschoten
3 lange Porreestreifen
1 großer Chicorée
2 kleine Möhren
1 kleine Banane
einige Blätter Basilikum
einige Blätter Lollo rosso

Sauce:

6 EL frisch gepreßter Orangensaft
1 EL Zitronensaft
2 EL Sojaöl, 1 EL Honig

1. Die Mandelblättchen in einer Pfanne rösten.
2. Das Gemüse waschen und putzen.
3. Die Zuckerschoten mit den Porreestreifen kurz in kochendes Wasser geben.
4. Von dem Chicorée 3 große Blätter abnehmen. Den Rest sowie die Möhren und die geschälte Banane in Streifen schneiden und mit den Zuckerschoten in die Chicoréeblätter legen.
5. Je einen Porreestreifen in der Mitte der Chicoréeblätter zu einer Schleife binden. Mit Basilikum verzieren.
6. Die Chicoréeschiffe auf den gewaschenen Salatblättern anrichten.
7. Für die Sauce sämtliche Zutaten verrühren. Über die Chicoréeschiffe verteilen. Mit Mandeln bestreuen.
(auf dem Foto: oben)

SONNENBLUMEN-SPROSSEN

Ergibt ca. 150 g
Zubereitungszeit: ca. 15 Min.
(ohne Keimzeit)
ca. 70 kcal/290 kJ

50 g Sonnenblumenkerne

außerdem:
1 großes Weckglas
1 Stück Gaze
1 Gummiring

1. Die Sonnenblumenkerne in ein Weckglas geben und mit lauwarmem Wasser bedeckt etwa 4 Stunden einweichen.
2. Über die Öffnung die Gaze legen und mit einem Gummiring befestigen.
3. Das Glas umstülpen, damit das Wasser vollkommen ablaufen kann. Dann etwas angekippt bei Zimmertemperatur an einem hellen Ort 3 Tage keimen lassen.
4. Die Keime täglich 10 Minuten wässern. Das Glas anschließend wieder schräg auf den Kopf stellen.
(auf dem Foto oben: links)

Variation
Ebenso können Sie Getreide, Hülsenfrüchte, Kresse, Alfalfa, Rettich und Senf keimen lassen. Unbehandelte besonders keimfähige Samen bekommen Sie im Reformhaus.

FEUERMELDER

Für 1 Person
Zubereitungszeit: ca. 15 Min.
ca. 390 kcal/1630 kJ

1 rote Paprikaschote
etwa 150 g Sonnenblumen-oder andere Sprossen
100 g Chinakohl

Sauce:
150 g Joghurt (1,5% F.)
1 EL Distelöl
100 ml Spinatsaft
1 Prise Meersalz
1 TL Honig

1. Die Paprikaschote waschen. Das obere Viertel mit einem spitzen Messer rundherum zickzackförmig einschneiden. Den Deckel abheben, anschließend die Kerne entfernen und die Frucht innen säubern.
2. In das Unterteil seitlich Augen, Nase, Mund und Ohren hineinschneiden.
3. Die Schote mit den gekeimten Sonnenblumenkernen bis über den Rand hinaus füllen. In die seitlichen Öffnungen einige Sprossen stecken.
4. Den Chinakohl waschen und in feine Streifen schneiden. Auf einen Teller verteilen. Den „Feuermelder" in die Mitte setzen.
5. Für die Sauce sämtliche Zutaten verrühren. Einige Löffel in die Schote füllen, den Rest über den Chinakohl verteilen. Den Paprikadeckel schräg aufsetzen.
(auf dem Foto oben: rechts)

WICHTEL-MÄNNCHEN

Für 1 Person
Zubereitungszeit: ca. 20 Min.
ca. 680 kcal/2840 kJ

3 kleine, feste Tomaten
125 g Frischkäse
2 EL Sahne
2 EL gehackte Kräuter
1 hart gekochtes Ei
½ Kopf Eichblattsalat
etwa 150 g Sonnenblumen-oder andere Sprossen

Sauce:
2 EL Sonnenblumenöl
2 EL Wasser
2 EL Zitronensaft
1 EL Birnendicksaft
1 EL gehackte Petersilie

1. Die Tomaten waschen, einen Deckel abschneiden und aushöhlen.
2. Den Frischkäse mit der Sahne und den Kräutern gut mischen.
3. Das Ei in Scheiben schneiden. 3 Scheiben aus der Mitte beiseite legen. Den Rest hacken und mit unter die Käsemasse geben.
4. Die Tomaten damit füllen. Auf jede Frucht erst eine Eischeibe, dann den Deckel setzen.
5. Den Eichblattsalat waschen, klein zupfen und mit den Sprossen mischen. Die gefüllten Tomaten auf dem Salat anrichten.
6. Für die Sauce sämtliche Zutaten verrühren und löffelweise über den Salat geben.
(auf dem Foto unten)

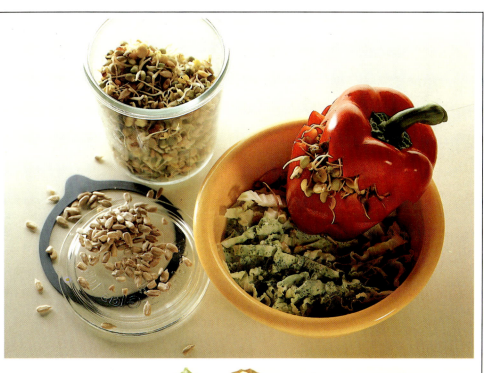
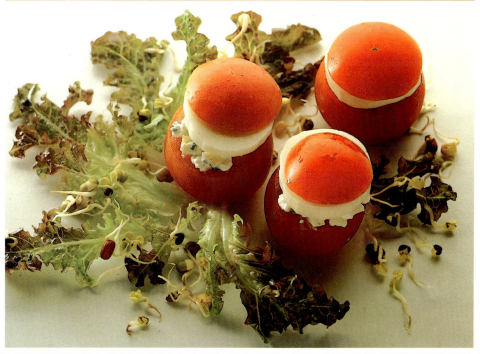

Bohnensalat

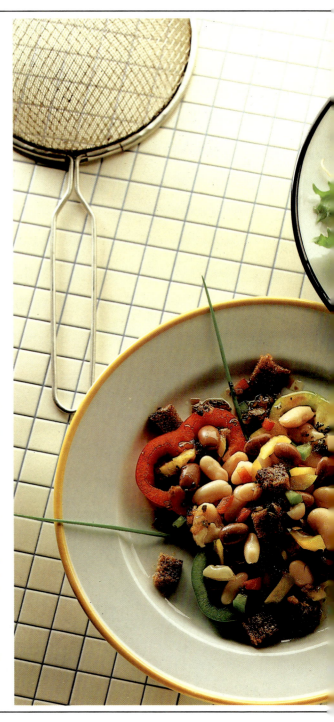

Für 4 Personen
Zubereitungszeit: ca. 25 Min.
ca. 2100 kcal/8790 kJ

je 50 g Kidney-, Wachtel- und Perlbohnen
2 Scheiben Vollkornbrot
30 g Butter
je 1 rote, gelbe und grüne Paprikaschote

Sauce:

8 EL Sonnenblumenöl
4 EL Balsamessig
2 EL Wasser
2 EL Honig
½ Gemüsezwiebel, gerieben
Bohnenkraut, gerebelt
1 Prise Meersalz

außerdem:

1 Bund Schnittlauch

1. Die Bohnen über Nacht in Wasser einweichen. Im Einweichwasser 1½ bis 1¾ Stunden köcheln lassen.
2. Das Vollkornbrot würfeln und in heißem Fett rösten.
3. Die Paprikaschoten waschen und in Ringe schneiden. Von innen säubern. Von jeder Schote 4 Ringe beiseite legen. Den Rest fein würfeln.
4. Für die Sauce sämtliche Zutaten verrühren. Mit den Paprikawürfeln und den Bohnen mischen.
5. Den Salat in den kleeblattartig angeordneten Paprikaringen anrichten, die Brotwürfel darüber verteilen und das Ganze mit Schnittlauchhalmen dekorieren.
(auf dem Foto: unten)

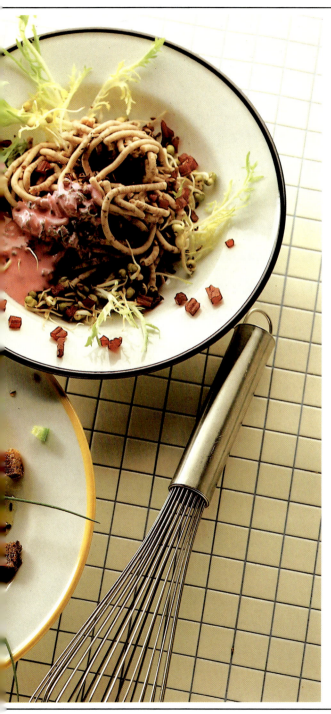

BOHNEN-SPAGHETTI

Für 4 Personen
Zubereitungszeit: ca. 30 Min.
ca. 1750 kcal/7320 kJ

150 g Kidneybohnen
4 rote Bete
4 EL Zitronensaft
2 EL Honig
½ TL Meersalz
1 Kopf Friséesalat
200 g Sojabohnenkeimlinge

Sauce:

⅛ ml Schlagsahne
⅛ l Rote-Bete-Saft
2 EL Zitronensaft
2 EL Distelöl, 2 EL Honig
2 EL gehackte Petersilie

außerdem:

2 EL Leinsamen

1. Die Bohnen über Nacht in Wasser einweichen. Im Einweichwasser 1½ bis 1¾ Stunden köcheln lassen.
2. Die rote Bete schälen und würfeln. Mit Zitronensaft, Honig und Salz mischen. Etwas ziehen lassen.
3. Den Salat und die Keimlinge waschen und auf 4 Teller verteilen.
4. Die Bohnen salzen und durch den Fleischwolf direkt in die Mitte der Teller drehen. Rundherum die rote Bete legen.
5. Für die Sauce sämtliche Zutaten im Mixer schaumig schlagen. Über den Salat gießen. Mit Leinsamen bestreuen.
(auf dem Foto: oben)

PIRATENSCHIFF-SALAT

Für 4 Personen
Zubereitungszeit: ca. 45 Min.
ca. 1950 kcal/8160 kJ

1 Salatgurke
2 dicke, lange Möhren
200 g Magerquark
1 Prise Meersalz
1 Beet Kresse
4 EL Traubenkernöl
4 EL Wasser
2 EL Zitronensaft
1 TL Honig
1 TL gehackte Petersilie
2 kleine Salatköpfe
(z. B. Frisée oder Eichblatt)
200 g milder Rohmilchkäse
8 Radieschen
2 große, rote Äpfel
2 EL Sonnenblumenkerne

außerdem:
Seesternbrötchen
(siehe rechts)

1. Die Salatgurke waschen, die Enden abschneiden, dann halbieren und die Hälften quer teilen. Die Kerne herausschaben.
2. Die Möhren schälen und waschen. 4 Scheiben abschneiden und beiseite legen. Die Möhren dann der Länge nach mit einem Sparschäler in dünne Streifen schneiden.
3. Die äußeren Streifen fein würfeln. Aus den breiteren Streifen mit kleinen Ausstechförmchen Fische oder andere Figuren ausstechen. Abdecken und zunächst beiseite stellen.
4. Den Magerquark mit dem Salz, der Kresse und den Möhrenwürfeln verrühren. In die Gurkenstücke füllen.
5. Das Öl mit dem Wasser, dem Zitronensaft, dem Honig und der Petersilie verquirlen.
6. Die Salatblätter waschen, trockentupfen und auseinanderzupfen. Mit der Marinade mischen. Auf 4 Teller verteilen. In die Mitte jeweils ein Gurkenschiff setzen.
7. Den Käse in Stifte schneiden und als „Fracht" auf den Quark setzen.
8. 4 Radieschen schälen. Den Rest halbieren. 4 Hälften zum „Hut" aushöhlen. Mit Hilfe von Zahnstochern die „Männchen" zusammensetzen: auf eine Hälfte das geschälte Radieschen, darauf den Hut. Die Männchen hinten in die Gurkenschiffe setzen.
9. Die beiseite gestellten Möhrenscheiben rundherum einkerben und als „Steuerrad" vor die Männchen setzen.
10. Die Äpfel waschen. Das Kerngehäuse mit einem Ausstecher entfernen. Die Äpfel in dünne Scheiben teilen. Je 3 Scheiben fächerförmig als „Segel" auf die Gurke in den Quark stecken. Dabei beidseitig mit Zahnstochern stützen.
11. Die Möhrenfische und die Sonnenblumenkerne über den Salat streuen.
(auf dem Foto: vorn)

SEESTERN-BRÖTCHEN

Für ca. 8 Stück
Zubereitungszeit: ca. 40 Min.
(ohne Gehzeit)
ca. 1140 kcal/4770 kJ

275 g Weizenvollkornmehl
20 g Hefe
etwa 175 ml lauwarmes Wasser
½ TL Meersalz
1 TL Butter
2 EL lauwarme Buttermilch

außerdem:
40 g Sesam

1. In das Weizenvollkornmehl eine Mulde drücken und die Hefe hineinbröckeln. Etwas Wasser zugießen und mit wenig Mehl vom Rand zum Vorteig verrühren. 30 Minuten an einem warmen Ort gehen lassen.
2. Das restliche Wasser, das Salz, das Fett und die Buttermilch hinzufügen. Alle Zutaten kräftig durchkneten.
3. Den Teig in 24 gleichgroße Stücke teilen. Jedes Teigstück zu einer etwa 10 cm langen Wurst formen. Je 3 Würste über Kreuz auf ein gefettetes Blech legen.
4. Mit Wasser bestreichen und mit Sesam bestreuen. 15 Minuten an einem warmen Ort gehen lassen. Im vorgeheizten Ofen bei 220° C etwa 15 Minuten backen.
(auf dem Foto: hinten)

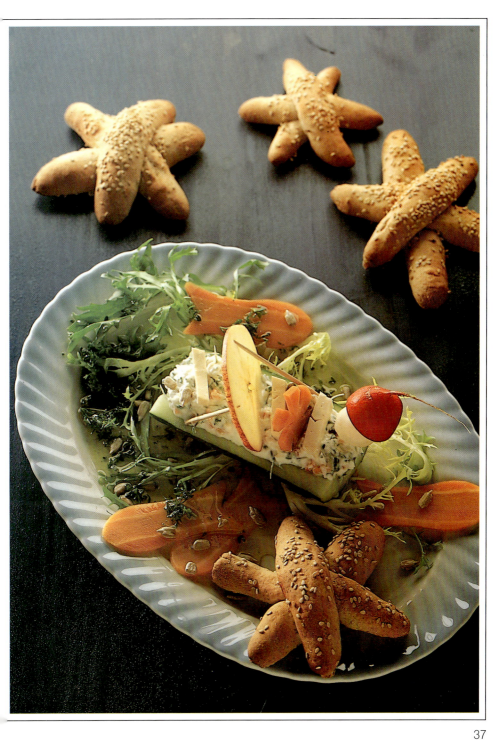

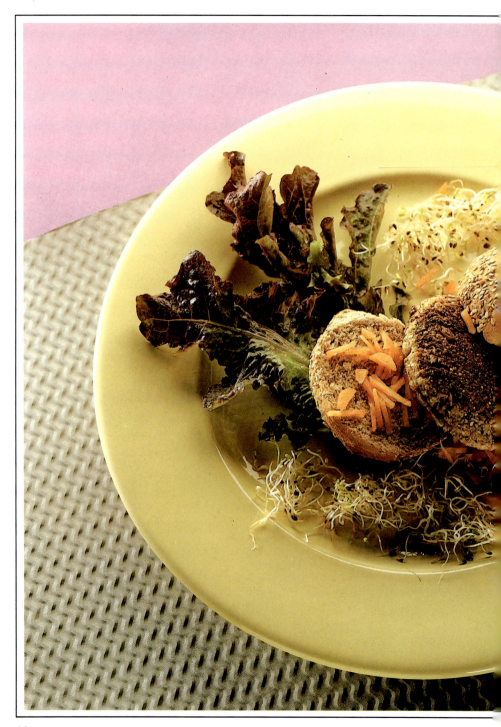

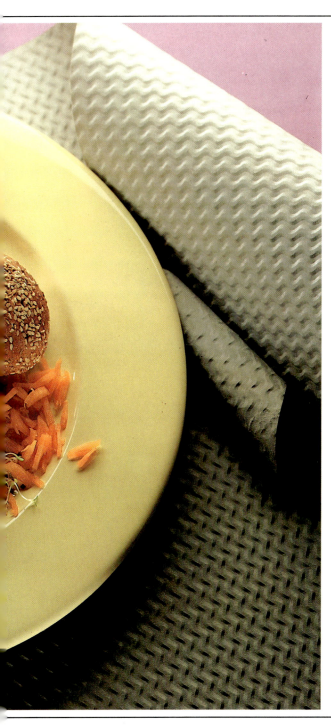

NEUES LIEBLINGS-REZEPT GESUCHT?

Welches Kind hat nicht einige Lieblingsgerichte, die es fast jeden Tag essen könnte? Aber damit es mit dieser kleinen Auswahl nicht zu langweilig wird, hier einige neue Rezepte, die bei Ihnen und Ihren Kindern sicher bald ganz oben auf der Hitliste stehen und für gesunde Abwechslung sorgen.

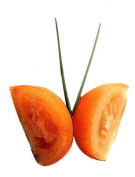

(Haferburger, Rezept S. 40)

HAFERBURGER

Für 4 Personen
Zubereitungszeit: ca. 25 Min.
(ohne Brötchen)
ca. 1690 kcal/7070 kJ

4 Sesamvollkornbrötchen
(½ Rezept „Seesternbrötchen"
Seite 36)
125 g grob geschroteter Hafer
2 EL Vollsojamehl
6 EL Milch
2 EL Wasser
1 EL Sonnenblumenöl
50 g geriebener Käse
2 EL gehackte Kräuter
2 EL Sonnenblumenkerne
1 Prise Meersalz
Öl zum Braten

außerdem:
einige Blätter Lollo rosso
2 geraffelte Möhren
100 g Alfalfasprossen

1. Nach Anleitung des Rezeptes einen Teig herstellen und daraus 4 flache Brötchen backen.
2. Den Hafer mit dem Vollsojamehl mischen. Mit den restlichen Zutaten verarbeiten. Anschließend die Masse etwa 10 Minuten quellen lassen.
3. 4 flache Bratlinge formen und in heißem Öl von beiden Seiten knusprig braten.
4. Die Brötchen aufschneiden. Die unteren Hälften mit den Salatblättern, den Möhren, den Alfalfasprossen und den Bratlingen belegen. Die Oberteile darüberklappen.
(auf dem Foto S. 38/39)

ROGGENPUFFER

Für 4 Personen
Zubereitungszeit: ca. 40 Min.
ca. 2010 kcal/8410 kJ

50 g Roggen
100 g Roggenvollkornschrot
100 g Weizenvollkornmehl
2 Eier
100 ml Buttermilch
1 TL Meersalz
1 TL gemahlener Fenchel
2 EL gehackte Petersilie
600 g Möhren
Öl zum Braten
100 g geriebener Käse
30 g Butter
1 TL Honig
Friséesalat zum Dekorieren

1. Den Roggen über Nacht einweichen. Das Schrot zugeben und alles 10 Minuten köcheln lassen. Abgießen.
2. Die Roggenmasse mit dem Mehl, den Eiern, der Buttermilch, Salz, Fenchel und 1 Eßlöffel Petersilie vermengen. Zugedeckt 30 Minuten quellen lassen.
3. Die Möhren putzen, waschen, mit einem Kanneliermesser längs einkerben und in Scheiben schneiden.
4. Das Öl erhitzen und aus dem Teig goldbraune Puffer backen. Mit Käse bestreuen und kurz überbacken.
5. Die Möhren in Fett andünsten und mit wenig Wasser bißfest garen. Den Honig und die restliche Petersilie darübergeben.
6. Die Puffer und die Möhren auf dem Frisée anrichten.
(auf dem Foto: unten)

TOMATENKETCHUP

Zubereitungszeit: ca. 15 Min.
ca. 760 kcal/3180 kJ

2 kg Tomaten
2 liebliche Äpfel
200 g Gemüsezwiebeln
etwa 100 ml Kräuteressig
1 TL Meersalz
½ TL Paprikapulver
½ TL Curry
etwa 2 EL Honig

1. Die Tomaten und Äpfel waschen. Die Äpfel entkernen. Die Zwiebeln schälen. Alles klein schneiden. Bis auf den Honig mit den restlichen Zutaten 30 Minuten dünsten.
2. Die Masse pürieren, durch ein Sieb streichen und etwa 30 Minuten dicklich einkochen. Mit Honig abschmecken. Den Tomatenketchup in heiß ausgespülte Gläser mit Schraubverschluß füllen, fest verschließen und dunkel und kühl aufbewahren.
(auf dem Foto: oben)

Variation
Je nach Geschmack können Sie auch einige Knoblauchzehen mit dem Ketchup einkochen.

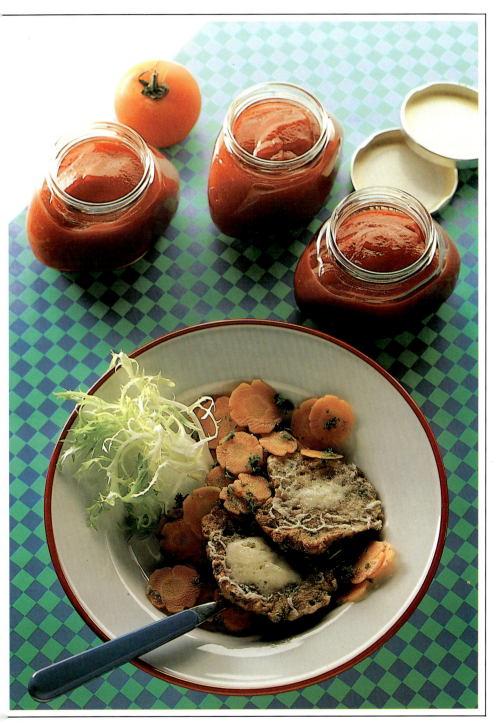

PIZZATEIG

DRACHENPIZZA

Grundrezept
Zubereitungszeit: ca. 25 Min.
(ohne Gehzeiten)
ca. 6330 kcal/26 480 kJ

400 g Roggenvollkornmehl
(fein)
40 g Hefe
etwa 350 ml lauwarmes Wasser
125 ml Öl
1 Ei
1 TL Meersalz

1. In das Roggenvollkornmehl eine Mulde drücken. Die Hefe in 5 Eßlöffel Wasser auflösen, in die Mulde gießen und mit etwas Mehl vom Rand zu einem Vorteig verrühren. An einem warmen Ort 30 Minuten gehen lassen.
2. Das restliche Wasser, das Öl, Ei und Salz untermischen. Den Teig mindestens 10 Minuten kräftig durchkneten. An einem warmen Ort 1½ Stunden gehen lassen.
3. Den Teig halbieren, auf einer bemehlten Fläche fingerdick ausrollen, dann auf ein gefettetes und mit Mehl bestäubtes Blech legen. Den Teig mehrmals mit der Gabel einstechen und weitere 10 Minuten gehen lassen.
4. Die Teigplatten belegen (siehe rechts) und im vorgeheizten Ofen bei 180° C etwa 25 Minuten backen.

Für 4 Personen
Zubereitungszeit: ca. 50 Min.
ca. 7330 kcal/30 670 kJ

1 Grundrezept Pizzateig
(siehe links)
1 Eigelb
2 Zwiebeln
1 TL Olivenöl
600 g Tomaten
2 TL gehackter Oregano
1 TL Meersalz
Pfeffer
200 g Mozzarella
je 1 Stück gelbe und grüne
Paprikaschote
½ Bund glatte Petersilie

1. Aus dem ausgerollten Pizzateig mit einem Teigrädchen 4 Drachen schneiden. Aus den Teigresten Drachenschwänze und Fliegen formen. Die Schwänze mit Eigelb an der unteren Drachenspitze befestigen. Die Fliegen auf die Schwänze kleben.
2. Die Zwiebeln schälen, würfeln und in dem Öl glasig dünsten.
3. Die Tomaten waschen, einmal einritzen und kurz in kochendes Wasser geben. Abschrecken und die Haut abziehen. Dann würfeln.
4. Die Tomaten mit den Zwiebeln, dem Oregano, Salz und Pfeffer mischen. Auf den Pizzateig streichen.
5. Den Mozzarella in Scheiben, den Paprika in Streifen schneiden. Daraus auf den Pizzas Gesichter legen.

6. Die Petersilie waschen und bis auf ein paar Blätter hacken. Die Pizza nach dem Backen damit bestreuen. Die Blätter als „Schnurrbart" und „Augenbrauen" verwenden.
(auf dem Foto oben)

GLÜCKSTALER

Für 4 Personen
Zubereitungszeit: ca. 40 Min.
ca. 6910 kcal/28 910 kJ

1 Grundrezept Pizzateig
(siehe links)
8 EL Tomatenketchup
(siehe Seite 40)
2 Zucchini
2 Möhren
200 g Putengeschnetzeltes,
kurz angebraten
½ TL Meersalz
Pfeffer
1 TL gehackter Thymian
4 TL geriebener Käse

1. Aus dem Pizzateig 8 kleine runde Platten ausrollen. Mit Ketchup bestreichen.
2. Das Gemüse putzen, waschen und in dünne Scheiben schneiden. Fächerförmig um die Teigränder legen.
3. In die Mitte das Geschnetzelte verteilen. Salz, Pfeffer, Thymian und den Käse darüberstreuen, die Glückstaler backen.
(auf dem Foto unten)

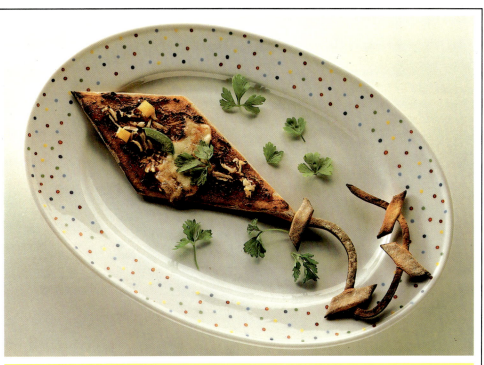
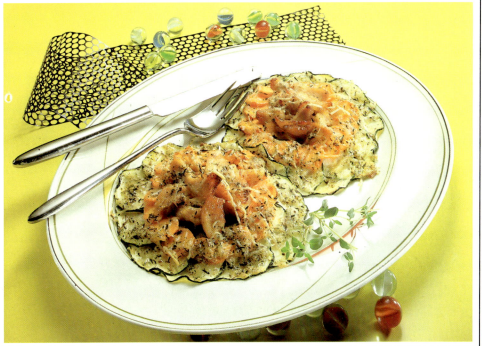

VOLLKORN-NUDELN

Grundrezept

Zubereitungszeit: ca. 35 Min.
(ohne Ruhezeit)
ca. 2180 kcal/9120 kJ

500 g Weizenvollkornmehl
(fein)
5 Eier
1 EL Öl
1 Prise Meersalz

zum Kochen:

6 l Wasser
2 TL Meersalz
2 EL Öl

1. In das Mehl eine Mulde drücken. Die Eier, das Öl und das Salz hineingeben. Das Mehl langsam vom Rand aus über die Eier streuen und alles vorsichtig vermengen.
2. Den Teig etwa 15 Minuten kräftig kneten und schlagen, bis er glatt und geschmeidig ist. Die Teigkugel 30 Minuten unter einem angefeuchteten Tuch an einem warmen Ort ruhen lassen.
3. Den Teig auf einer bemehlten Fläche dünn ausrollen. Je nach Verwendung in schmale oder breite Streifen schneiden. Oder eine Nudelmaschine verwenden.
4. Die Nudeln entweder in sprudelnd heißem Salzwasser mit dem Öl etwa 5 bis 8 Minuten kochen. Oder für den Vorrat auf einem Kuchengitter an der Luft trocknen lassen. Die Kochzeit beträgt dann 7 bis 10 Minuten.
(auf dem Foto: oben)

NUDELN MIT FLEISCHSAUCE

Für 4 Personen

Zubereitungszeit: ca. 40 Min.
ca. 3750 kcal/15 690 kJ

Bolognese:

600 g Tomaten
2 Zwiebeln
4 Möhren
½ Sellerie
1 EL Olivenöl
375 g Rinderhackfleisch
½ TL Meersalz
Pfeffer
edelsüßes Paprikapulver
¼ l Tomatensaft
2 EL Tomatenketchup
(siehe Seite 40)
⅛ l Schlagsahne

Nudeln:

400 g Vollkornnudeln
(siehe links)
6 l Wasser
2 EL Meersalz
2 EL Öl

außerdem:

1 Bund Basilikum
Parmesan nach Wahl

1. Die Tomaten waschen, einmal einritzen und kurz in kochendes Wasser geben. Abschrecken und die Haut abziehen. Die Tomaten anschließend klein schneiden und grob pürieren.
2. Die Zwiebeln schälen und fein würfeln. Die Möhren und den Sellerie putzen, waschen und ebenfalls fein würfeln.

3. Das Olivenöl erhitzen und die Zwiebeln darin anbräunen. Die Gemüsewürfel hinzufügen und ebenfalls kurz mitdünsten.
4. Das Hackfleisch hineinbröckeln und unter ständigem Rühren krümelig anbraten. Mit Salz, Pfeffer und Paprikapulver kräftig abschmecken.
5. Die pürierten Tomaten, den Tomatensaft, den Ketchup sowie die Schlagsahne unter das Hackfleisch mischen. Anschließend zugedeckt 15 Minuten köcheln lassen.
6. Die Vollkornnudeln wie im nebenstehenden Rezept beschrieben kochen.
7. Das Basilikum waschen und bis auf einige Blätter für die Dekoration in Streifen schneiden. Unter die Bolognese rühren.
8. Die Sauce auf Teller verteilen. Ein paar Nudeln um eine Gabel drehen und diese „Nudelnester" in die Sauce setzen. Auf jeden Teller 3 Nester nebeneinandersetzen. Mit Basilikumblättern verzieren. Nach Belieben den Parmesan darüberstreuen.
(auf dem Foto: unten)

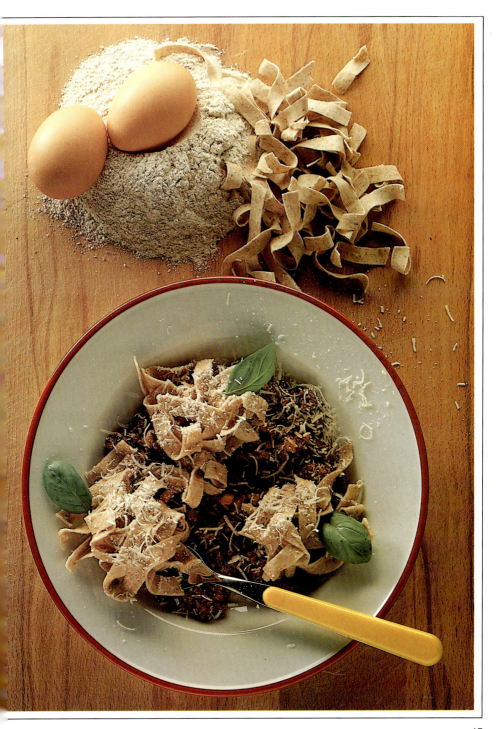

45

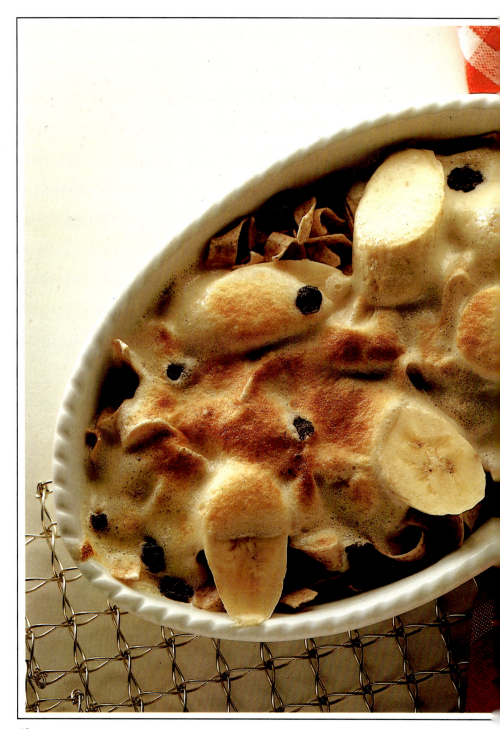

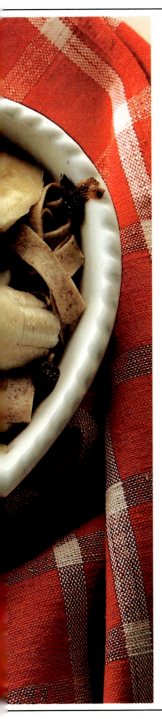

Bananen-Nudel-Auflauf

Für 4 Personen
Zubereitungszeit: ca. 30 Min.
ca. 2770 kcal/11 590 kJ

4 l Wasser
4 Gewürznelken
2 EL Öl
1 TL Meersalz
250 g Vollkornnudeln (siehe Seite 44)
4 Eier
1 unbehandelte Zitrone
2 EL Honig
1 Msp. Vanillemark
100 ml Schlagsahne
4 mittelgroße Bananen
100 g ungeschwefelte Rosinen
2 EL Mandelblättchen
½ TL gemahlener Zimt
Öl für die Form

1. Das Wasser mit den Gewürznelken, dem Öl und dem Salz zum Kochen bringen. Die Vollkornnudeln hineingeben. Getrocknete Nudeln 7 Minuten, frische Nudeln 5 Minuten kochen lassen. Dann kalt abbrausen und abtropfen lassen.
2. Die Eier trennen. Die Zitronenschale abreiben. Die Eigelbe mit der Zitronenschale, dem Honig und dem Vanillemark cremig schlagen. Zuletzt die Sahne einrühren.
3. Die Eiweiße steif schlagen und vorsichtig unter die Eigelbcreme heben.
4. ½ Zitrone auspressen. Die Bananen schälen, in schräge Scheiben schneiden und mit dem Zitronensaft beträufeln.
5. Die abgetropften Vollkornnudeln mit den Rosinen, den Mandelblättchen, dem Zimt und den Bananen mischen. Die Eimasse darüber geben und vorsichtig unterheben.
6. Eine feuerfeste Glasauflaufform mit Öl auspinseln. Die Masse hineinfüllen und an der Oberfläche glattstreichen. Im vorgeheizten Ofen bei 200°C 30 bis 40 Minuten backen.

— FEINSCHMECKER-TIP —

Der Bananen-Nudel-Auflauf schmeckt auch aufgewärmt am nächsten Tag. Die Form mit Alufolie abdecken und bei 150°C für 15 Minuten in den vorgeheizten Ofen schieben.

HIRSE-PFANNKUCHEN

Für 4 Personen
Zubereitungszeit: ca. 30 Min.
ca. 2440 kcal/10 210 kJ

400 g Hirse
1 l Gemüsebrühe
50 g Weizenvollkorngrieß
3 Eier
1 TL Meersalz
2 EL Schnittlauchröllchen
Öl zum Braten
2 EL Sonnenblumenkerne
4 Tomaten
einige Schnittlauchhalme
4 EL Tomatenketchup
(siehe Seite 40)

1. Die Hirse in lauwarmer Brühe 30 Minuten ausquellen, dann abtropfen lassen.
2. Den Grieß, die Eier, das Salz und den Schnittlauch unter die Hirsemasse mischen. 30 Minuten quellen lassen.
3. Das Öl erhitzen. Aus dem Teig 4 große Pfannkuchen backen.
4. Die Sonnenblumenkerne in einer Pfanne rösten.
5. Die Tomaten waschen und achteln.
6. Die Pfannkuchen auf Teller legen. Auf jeden Tellerrand 4 „Schmetterlinge" dekorieren: Je 2 Tomatenachtel mit der Außenseite am oberen Drittel aneinanderlegen. Dazwischen 2 Schnittlauchhalme stecken.
7. Auf die Pfannkuchen den Ketchup geben. Mit Sonnenblumenkernen bestreuen.
(auf dem Foto oben)

FRUCHTIGER PFANNKUCHEN

Für 4 Personen
Zubereitungszeit: ca. 40 Min.
ca. 2120 kcal/8880 kJ

150 g Weizenvollkornmehl
½ TL gemahlener Anis
50 g Hafervollkornflocken
2 EL Vollsojamehl
4 Eier
2 EL Honig
375 ml Milch
Öl zum Braten

Füllung:
400 g Magerquark
2 EL Zitronensaft
4 EL Mineralwasser
2 EL Honig
300 g Erdbeeren
2 Kiwi

außerdem:
2 EL grob gehackte Walnüsse
2 TL Leinsamen

1. Das Mehl zusammen mit dem Anis, den Haferflocken und dem Vollsojamehl in einer Schüssel mischen.
2. Die Eier trennen. Die Eigelbe zusammen mit dem Honig zur Mehlmischung geben. Die Milch unter ständigem Rühren nach und nach zugießen und alles zu einem weichen, glatten Teig verarbeiten. 15 Minuten abgedeckt quellen lassen.
3. Die Eiweiße steif schlagen und locker unter den Teig heben.
4. In einer Pfanne etwas Öl erhitzen. Ein Viertel des Teiges hineingeben und gleichmäßig verteilen. Einen Deckel darauf legen und etwa 10 Minuten bei mittlerer Hitze backen. Den Pfannkuchen wenden und weitere 5 Minuten backen. Aus dem restlichen Teig weitere drei Pfannkuchen herstellen.
5. Den Quark mit Zitronensaft, Mineralwasser und Honig glatt rühren. Die Erdbeeren waschen, den Kelch entfernen und das Fruchtfleisch in Scheiben schneiden. Die Kiwi schälen und in Stücke schneiden. Die Hälfte der Früchte unter den Quark ziehen.
6. Die Pfannkuchen zu Tüten aufrollen und mit bunten Stickern oder Holzspießchen, auf die man vorher einige Früchte gesteckt hat, zusammenhalten. Die Pfannkuchentüten auf Teller legen, in die Öffnungen den Quark füllen und die restlichen Erdbeeren und Kiwi rundherum dekorieren. Zum Schluß die Walnüsse und den Leinsamen darüberstreuen.
(auf dem Foto unten)

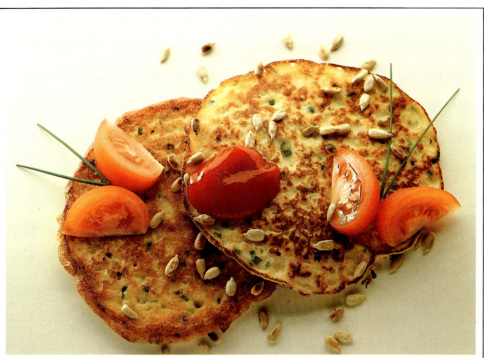
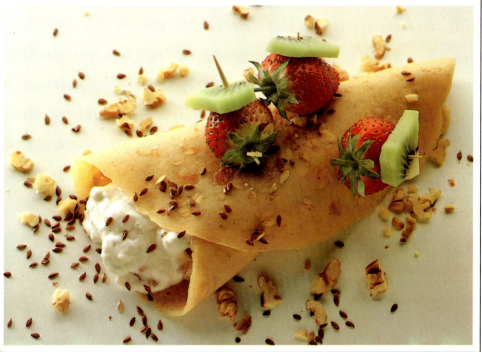

ROGGENRING

Für 4 Personen
Zubereitungszeit: ca. 40 Min.
ca. 1800 kcal/7530 kJ

250 g Roggenkörner
½ l Gemüsebrühe
etwa ½ TL Meersalz
Butter für die Form
je 2 EL Sesam und Leinsamen
300 g Brokkoliröschen
300 g Blumenkohlröschen
4 Möhren
1 Beet Kresse

1. Den Roggen über Nacht in der Brühe einweichen. Etwas Salz hinzufügen, dann zugedeckt 20 Minuten köcheln und 40 Minuten ausquellen lassen.
2. Eine Ringform ausfetten. Sesam und Leinsamen mischen, die Form damit ausstreuen.
3. Den Roggen fest in die Form drücken und im vorgeheizten Ofen bei 200° C 10 bis 15 Minuten backen.
4. Die Gemüseröschen waschen und etwa 8 Minuten in Salzwasser dünsten. Die Möhren putzen und waschen. 2 Möhren mit einem Kanneliermesser einkerben und in Scheiben schneiden. Den Rest fein würfeln.
5. Den Roggenring auf eine heiße Platte stürzen. Rundherum die Möhrenscheiben und die Kresse dekorieren.
6. In die Ringmitte die Röschen füllen. Die Möhrenwürfel darüberstreuen.
(auf dem Foto: unten)

KERNIGE SPIESSE AUF SPINATCREME

Für 4 Personen
Zubereitungszeit: ca. 45 Min.
ca. 2680 kcal/11 210 kJ

200 g Grünkern
375 ml Wasser
250 ml Gemüsebrühe
2 kleine Zwiebeln
100 g Magerquark
2 EL gehackte Kräuter
50 g gehackte Walnüsse
1 Eigelb
1 TL Meersalz
Pfeffer
2 EL Vollkornbrösel
12 Kirschtomaten
4 Schaschlikspieße

Spinatcreme:
150 g Spinat
200 ml Schlagsahne
2 Eier
1 Prise Meersalz

außerdem:
8 EL Tomatenketchup
(siehe Seite 40)
2 EL gehackte Walnüsse
glatte Petersilie

1. Den Grünkern über Nacht in dem Wasser einweichen. Mit der Gemüsebrühe auffüllen und zugedeckt 1½ Stunden kochen lassen, bis die Flüssigkeit aufgesogen ist. Abkühlen lassen.
2. Die Zwiebeln schälen, würfeln und zusammen mit dem Grünkern, dem Quark, den Kräutern, den Nüssen und dem Eigelb verkneten. Die Masse pikant abschmecken.
3. Aus der Masse Kugeln (Tomatengröße) formen und nun in den Vollkornbröseln wenden.
4. Die Tomaten waschen und abwechselnd mit den Grünkernkugeln auf Schaschlikspieße stecken. In heißem Öl rundherum goldbraun braten.
5. Für die Spinatcreme den Spinat waschen und tropfnaß bei mittlerer Hitze zusammensacken lassen. Mit der Hälfte der Sahne fein pürieren.
6. Die Eier im heißen Wasserbad cremig schlagen. Etwas salzen. Die restliche Sahne steif schlagen und mit dem Spinatpüree unter die Eimasse heben.
7. Die Spinatcreme auf Teller verteilen. In die Mitte jeweils einen Spieß legen.
8. 2 Eßlöffel Ketchup auf die Spinatcreme geben und mit einem Holzspieß sternförmig in die Creme ziehen. Die Teller mit Walnüssen und Petersilie garnieren.
(auf dem Foto: oben)

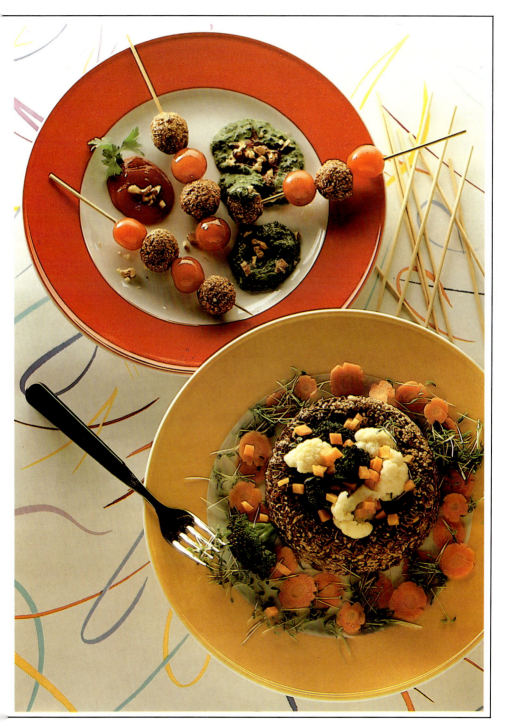

51

KARTOFFELN MIT KRUSTE

Für 4 Personen
Zubereitungszeit: ca. 15 Min.
ca. 1800 kcal/7530 kJ

4 große Kartoffeln
2 EL Sonnenblumenkerne
2 EL Kürbiskerne
50 g Butter
4 EL Vollkornbrösel
2 Eigelb
2 EL geriebener Käse
1 EL gehackte Petersilie

1. Die Kartoffeln waschen und jeweils wie ein Knallbonbon in Alufolie einwickeln. Im vorgeheizten Ofen bei 240°C etwa 50 Minuten backen.
2. Die Sonnenblumen- und Kürbiskerne hacken und zusammen mit zerlassener Butter, den Vollkornbröseln und den Eigelben mischen.
3. Die gebackenen Kartoffeln halb aufschneiden und etwas auseinanderdrücken. Die Bröselmasse daraufstreichen, die Kartoffeln mit Käse bestreuen und weitere 10 Minuten backen. Mit Petersilie garniert servieren.
(auf dem Foto oben)

KARTOFFELNESTER

Für 4 Personen
Zubereitungszeit: ca. 45 Min.
ca. 2480 kcal/10 380 kJ

800 g kleine Kartoffeln
(mehlig kochend)
etwa 1 TL Meersalz
400 g frische Erbsen
2 Möhren
50 g Butter
3 Eigelb
2 EL gemahlene Haselnüsse
2 EL gehackte Petersilie
1 Prise Muskat
2 EL Milch

außerdem:

2 EL Vollkornbrösel
2 EL gehackte Haselnüsse
1 EL Sesam
40 g Butter

1. Die Kartoffeln waschen und etwa 20 Minuten in wenig Salzwasser dünsten.
2. Die Erbsen ebenfalls etwa 20 Minuten in wenig Salzwasser dünsten. Die Möhren putzen, waschen, klein schneiden und die letzten 3 Minuten dazugeben.
3. Die Kartoffeln pellen und durch eine Presse drücken. Mit der Butter, 2 Eigelben, den Nüssen, der Petersilie und dem Muskat gut mischen.
4. Die Kartoffelmasse in einen Spritzbeutel mit breiter, gezackter Tülle geben und auf ein gefettetes Blech 8 Rosetten spritzen.
5. Jeweils in die Mitte mit einem Löffel eine Vertiefung drücken. Das restliche Eigelb mit der Milch verquirlen und die Kartoffelränder damit bestreichen.
6. Das Gemüse in die Kartoffelnester füllen. Die Vollkornbrösel mit den Nüssen und dem Sesam in der heißen Butter verrühren. Über das Gemüse verteilen.
7. Die Kartoffelnester im vorgeheizten Ofen bei 180°C etwa 15 Minuten backen, bis die Kartoffelränder goldbraun sind.
(auf dem Foto unten)

Variation
Sie können die Kartoffelrosetten statt direkt auf das Blech auch auf Gemüsescheiben spritzen. Dafür eignen sich vor allem Kohlrabi, Sellerie oder Fenchel. Wenn das Ganze eine süße Note bekommen soll, passen als Boden am besten Apfeloder Birnenringe und für die Füllung verschiedene gewürfelte Früchte, zum Beispiel gemischt mit Rosinen oder auch anderem Trockenobst.

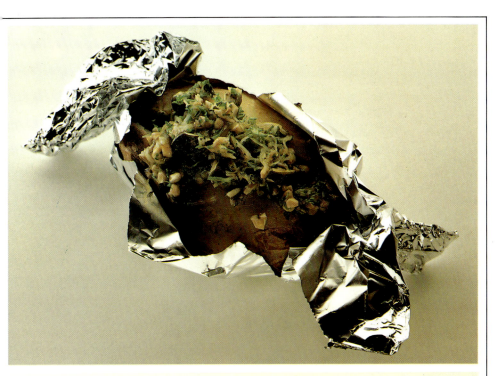
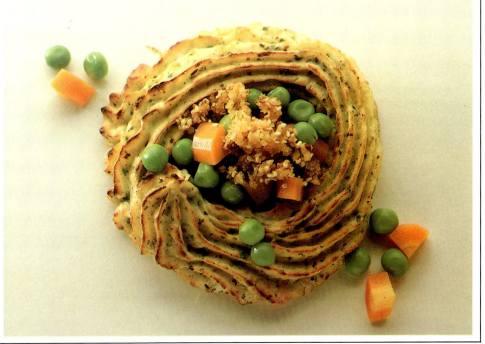

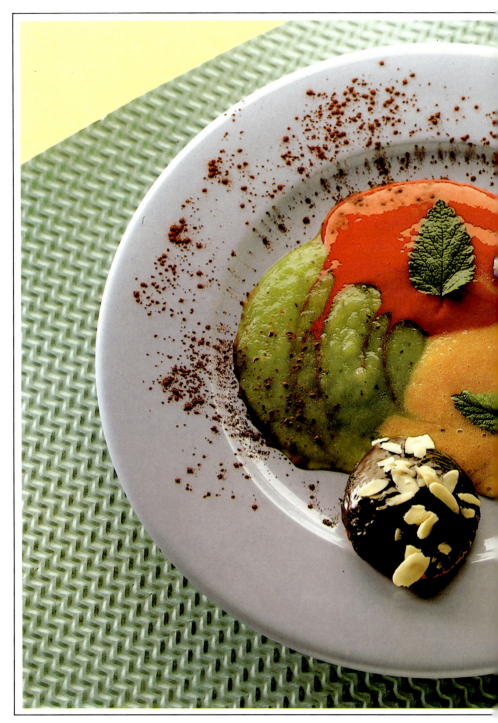

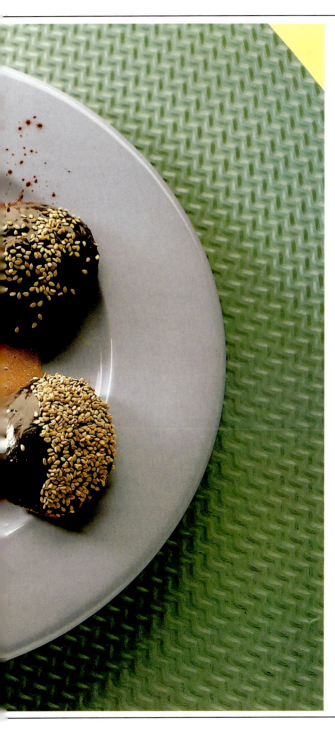

Desserts und süsse Naschereien

Auch Schleckermäuler und Naschkatzen kommen in der Vollwertküche auf ihre Kosten. Mit natürlichen Süßungsmitteln lassen sich köstliche Desserts und Naschereien zaubern, die bei Ihren Kindern bestimmt mehr Anklang finden als zuckrig klebrige Bonbons.

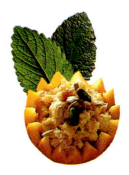

(Negerküsse auf Fruchtpüree, Rezept S. 56)

NEGERKÜSSE AUF FRUCHTPÜREE

Für 4 Personen
Zubereitungszeit: ca. 45 Min.
ca. 2140 kcal/8950 kJ

5 Eier
4 EL lauwarmes Wasser
6 EL Honig
1 Msp. Vanillemark
200 g Weizenvollkornmehl
1 TL Weinstein-Backpulver
2½ EL Kakao oder Carobe
2 EL Sesam
20 g Mandelblättchen

Fruchtpürees:
2 Kiwi
200 g Aprikosen
200 g Himbeeren
Apfeldicksaft zum
Abschmecken
frische Zitronenmelisse

1. Die Eier trennen. Die Eigelbe mit dem Wasser, 4 Eßlöffeln Honig und dem Vanillemark schaumig schlagen.
2. Das Weizenvollkornmehl mit dem Backpulver mischen und portionsweise in die Eimasse geben.
3. Die Eiweiße steif schlagen und vorsichtig unterheben.
4. Mit 2 Eßlöffeln aus dem Teig Bällchen formen und auf ein gefettetes Blech setzen. Im vorgeheizten Ofen bei 180°C etwa 15 Minuten backen.

5. Den restlichen Honig mit 2 Eßlöffeln Kakao oder Carobe verrühren und die abgekühlten Bällchen damit überziehen. Die eine Hälfte mit Sesam, die andere mit Mandelblättchen bestreuen.
6. Die Kiwi schälen. Die Aprikosen waschen und entsteinen. Die Himbeeren verlesen. Die Früchte getrennt voneinander pürieren. Die Himbeeren durch ein Haarsieb streichen und je nach Säure mit dem Apfeldicksaft süßen.
7. Den restlichen Kakao oder Carobe in ein Haarsieb geben und die Tellerränder damit bestäuben.
8. Auf die Teller die verschiedenen Fruchtpürees geben. Mit einem Holzstäbchen die einzelnen Sorten ineinanderziehen.
9. Die „Negerküsse" in die Mitte setzen, und die Teller mit Zitronenmelisse dekorieren. Sofort servieren.
(auf dem Foto S. 54/55)

KNUSPERAUFLAUF

Für 4 Personen
Zubereitungszeit: ca. 30 Min.
ca. 2420 kcal/10 120 kJ

100 g Dinkel, fein gemahlen
50 g Mais, fein gemahlen
80 g gehackte Haselnüsse
80 g flüssige Butter
1 EL Honig
1 Msp. Vanillemark
abgeriebene Schale von
1 unbehandelten Zitrone
400 g saure Äpfel
4 mittelgroße Bananen
Fett für die Form

1. Das Mehl mit dem Mais und 60 g Haselnüssen mischen. Die flüssige Butter und den Honig langsam darüberträufeln, dabei gleichzeitig mit dem Knethaken der Küchenmaschine alles zu einer krümeligen Masse verarbeiten. Zum Schluß das Vanillemark und die Zitronenschale dazugeben.
2. Die Äpfel waschen, entkernen und mit Schale grob reiben. Unter die Streuselmasse mischen. Die Bananen schälen, grob würfeln und ebenfalls dazugeben.
3. Mehrere kleine Kuchenförmchen oder eine größere, flache Auflaufform ausfetten, die Masse hineinfüllen und etwas andrücken. Die restlichen Haselnüsse darüberstreuen. Im vorgeheizten Ofen bei 200°C 30 bis 35 Minuten backen. Warm oder kalt servieren.
(auf dem Foto rechts)

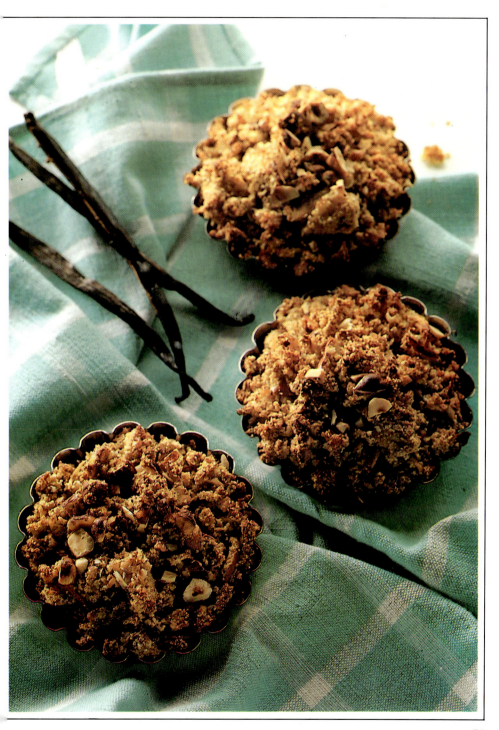

Tirami su

Für 4 Personen
Zubereitungszeit: ca. 20 Min.
ca. 1850 kcal/7740 kJ

400 g Frischkäse
2 Eigelb
2–3 EL Honig
Saft von 1 Zitrone
evtl. etwas Milch
12 Stück Vollkornzwieback
½ Tasse kalter Malzkaffee
1–2 EL Kakao oder Carobe

1. Den Frischkäse mit den Eigelben, dem Honig und dem Zitronensaft cremig rühren. Je nach Konsistenz etwas Milch hinzufügen.
2. Eine Auflaufform mit der Hälfte des Zwiebacks auslegen. Mit etwas Kaffee beträufeln. Etwas Kakao oder Carobe im Sieb darüberstäuben.
3. Die Hälfte der Creme darauf verteilen. Mit etwas Kakao oder Carobe bestäuben. Auf die Creme den restlichen Zwieback legen, mit Kaffee beträufeln und mit Kakao bestäuben. Zum Schluß den Rest Creme daraufstreichen und nochmals Kakao oder Carobe darüberstreuen.
4. Dann mindestens 4 Stunden im Kühlschrank durchziehen lassen.
(auf dem Foto: unten)

── Feinschmecker-Tip ──

Zwischen die einzelnen Schichten klein geschnittene Früchte legen.

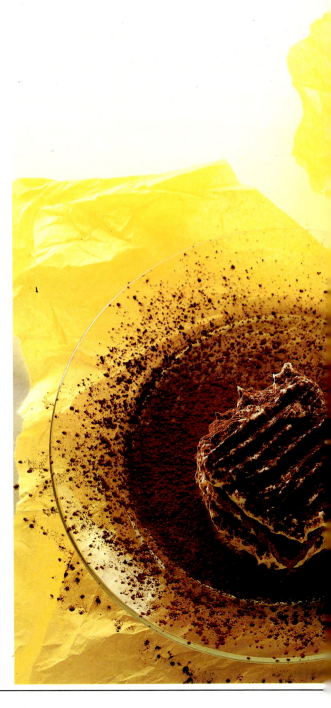

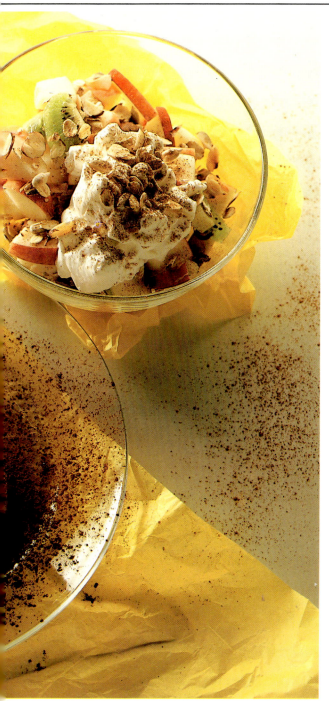

APFELSPEISE

Für 4 Personen
Zubereitungszeit: ca. 25 Min.
ca.2670 kcal/11 170 kJ

75 g Sonnenblumenkerne
75 g Hafervollkornflocken
75 g Haselnußblättchen
800 g Äpfel
2 Kiwi
Saft von 1 Zitrone
3 EL Honig
250 g Schlagsahne
½ TL gemahlener Zimt

1. Die Sonnenblumenkerne, die Hafervollkornflocken und die Haselnußblättchen in einer Pfanne goldbraun rösten.
2. Die Äpfel waschen, entkernen und mit Schale in Stücke schneiden. Die Kiwi schälen und ebenfalls in Stücke schneiden. Die Früchte mischen. Den Zitronensaft mit 2 Eßlöffeln Honig verrühren und unter die Früchte ziehen.
3. Die Sahne aufschlagen. Den restlichen Honig unterrühren und steif schlagen. Mit Zimt würzen.
4. Die Früchte in eine Schüssel geben. Dann die Sahne und die Körner-Nuß-Mischung darüber verteilen.
(auf dem Foto: oben)

FRUCHTFONDUE

Für 4 Personen
Zubereitungszeit: ca. 30 Min.
ca. 1670 kcal/6990 kJ

250 g Magerquark
150 g Joghurt (1,5% F.)
etwa 125 ml Milch
Saft von 1 Zitrone
2 EL Honig
75 g Hafervollkornflocken
frische Zitronenmelisse
1 große Honigmelone
1 Apfel
1 Orange
1 kleine Banane
2 Kiwi
250 g Weintrauben
250 g Beerenfrüchte
1 EL Sesam
1 EL Leinsamen

außerdem:
einige Salatblätter
bunte Cocktailspieße

1. Den Magerquark mit dem Joghurt, der Milch, dem Zitronensaft und dem Honig glatt rühren. Die Haferflocken dazugeben. Die Zitronenmelisse waschen, trocknen und bis auf einige Blätter für die Dekoration in feine Streifen schneiden. Unter den Quark rühren.
2. Die Honigmelone in der Mitte zickzackförmig durchschneiden und entkernen. Eine Hälfte an der Unterseite flach schneiden, damit sie steht. Das Melonenfleisch mit einem Kugelausstecher ausstechen.

3. Nun sämtliche Früchte waschen beziehungsweise schälen und in mundgerechte Stücke schneiden.
4. Die Orangenstücke in Sesam und die Bananenscheiben in Leinsamen wenden.
5. Eine große Platte mit Salatblättern auslegen. In die Mitte die Melonenschalenhälfte stellen. Die Quarkcreme hineinfüllen. Mit Zitronenmelisse dekorieren.
6. Sämtliche Früchte um die Melone legen. Die Stücke dann mit einem Cocktailspieß aufspießen und durch die Creme ziehen.
(auf dem Foto oben)

Variation

Noch abwechslungsreicher wird das Fondue, wenn Sie zwischen das frische Obst Trockenfrüchte (ungeschwefelt) wie Apfelringe, Aprikosenschnitze oder Feigenhälften legen. Das ist gleichzeitig auch eine gute Alternative zum knapperen und teureren Frischobstangebot im Winter.

APRIKOSENCREME

Für 4 Personen
Zubereitungszeit: ca. 25 Min.
ca. 1560 kcal/6530 kJ

2 unbehandelte Orangen
200 g ungeschwefelte,
getrocknete Aprikosen
je 1 EL Pistazien, Pinien- und
Sonnenblumenkerne
2 EL Frischkäse
1 EL Crème fraîche
1 EL Joghurt (1,5% F.)
1 EL Honig
abgeriebene Schale von
½ unbehandelten Zitrone
½ TL gemahlener Zimt
Zitronensaft
frische Zitronenmelisse

1. Die Orangen bis zur Mitte hin zickzackförmig durchschneiden und auspressen. (Die Schalen aufheben.) Die Aprikosen im Saft etwa 5 Stunden quellen lassen.
2. Die Nüsse und Kerne grob hacken und in einer Pfanne goldbraun rösten.
3. Den Frischkäse bis auf die Zitronenmelisse mit den restlichen Zutaten verrühren.
4. Von den Aprikosen 2 Früchte abnehmen. Den Rest pürieren und unter die Frischkäsecreme mischen.
5. Die Orangenschalenhälften zum Beispiel auf kleine Gläser, Serviettenringe oder Eierbecher stellen. Die Creme hineinfüllen und mit den restlichen in Stücke geschnittenen Aprikosen, den Kernen und der Melisse dekorieren:
(auf dem Foto unten)

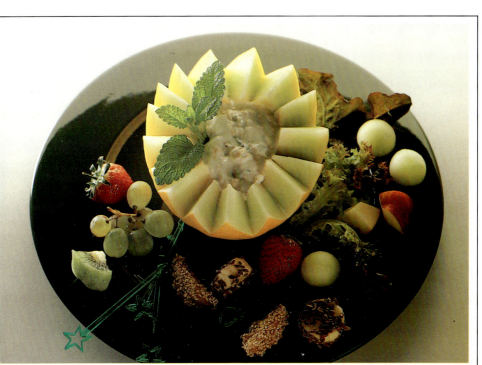

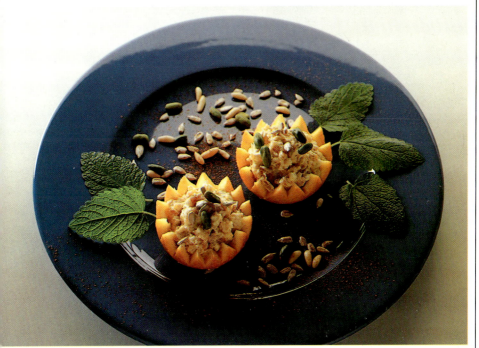

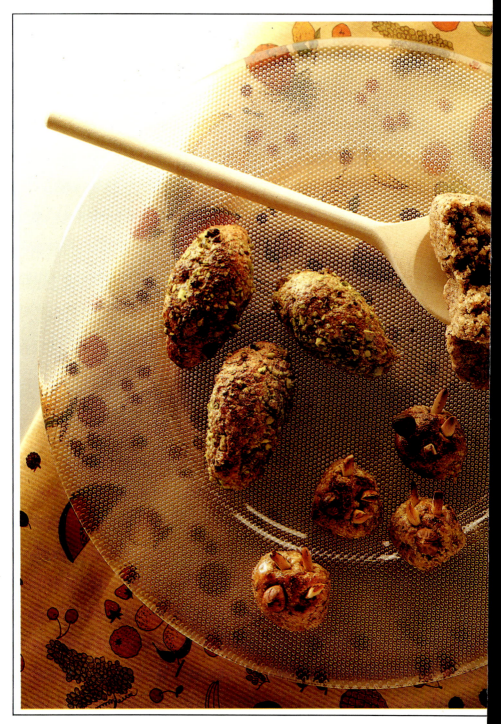

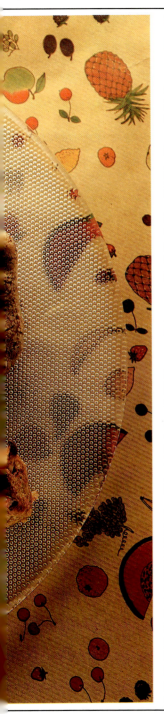

Vollkorn-Konfekt

Grundrezept
Zubereitungszeit: ca. 5 Min.
ca. 800 kcal/3350 kJ

Marzipanmasse:

| 100 g fein gemahlene Mandeln oder Haselnüsse |
| 50 g Honig |

Die Mandeln oder Nüsse mit dem Honig mischen und zu einem glatten, festen Kloß verarbeiten.
(auf dem Foto: rechts oben)

Nusskugeln

Für 20 Stück
Zubereitungszeit: ca. 15 Min.
ca. 1130 kcal/4730 kJ

| 1 Grundrezept Marzipanmasse (siehe oben) |
| 1 Eigelb |
| 10 Haselnüsse |
| 30 abgezogene Mandelhälften |

1. Aus der Marzipanmasse 20 Kugeln formen, auf ein gefettetes Blech setzen und mit Eigelb bestreichen.
2. Auf die eine Hälfte die Haselnüsse setzen. In die restlichen Kugeln seitlich jeweils 3 Mandelstücke drücken, so daß die Spitzen nach oben zeigen.
3. Im vorgeheizten Ofen bei 200° C etwa 10 Minuten goldbraun backen.
(auf dem Foto: Mitte)

Gefülltes Marzipan

Für 20 Stück
Zubereitungszeit: ca. 20 Min.
ca. 1570 kcal/6570 kJ

| 20 ungeschwefelte, getrocknete Backpflaumen (ohne Stein) |
| 20 abgezogene Mandeln |
| 1 Grundrezept Marzipanmasse (siehe links) |
| 1 Eigelb |
| 2 EL gehackte Pistazien |

1. Die Pflaumen einschneiden und mit 1 Mandel füllen.
2. Aus dem Marzipan 20 Kugeln formen, eine Vertiefung hineindrücken, die Pflaumen hineinlegen, dann mit dem Marzipan wieder umhüllen.
3. Mit verquirltem Eigelb bestreichen, in die Pistazien drücken und anschließend im vorgeheizten Ofen bei 200° C etwa 10 Minuten goldbraun backen.
(auf dem Foto: links)

Variation
Die Marzipanmasse können Sie auch hübsch in Form bringen: Kneten Sie unter das Marzipan fein pürierte Trockenfrüchte nach Wahl. Den Teig dann zwischen 2 Folien fingerdick ausrollen und mit lustigen Ausstechförmchen ausstechen. Zum Schluß mit verquirltem Eigelb bestreichen, Sesam, Leinsamen oder Nüsse darüberstreuen und goldbraun backen.

REZEPTVERZEICHNIS

Apfelspeise 59	Haferhexe 22	Pfannkuchen, fruchtiger 48
Aprikosencreme 60	Häuptlingstrunk 22	Piratenschiffsalat 36
Bananenboot 24	Hirsepfannkuchen 48	Pizzateig 42
Bananen-Früchte-Riegel 18	Igelbrötchen 24	Roggenpuffer 40
Bananen-Nudel-Auflauf 47	Kartoffelnester 52	Roggenring 50
Beerenmüsli 14	Kartoffeln mit Kruste 52	Rohkost am Spieß 28
Bohnensalat 34	Kerniger Früchtespieß 17	Seesternbrötchen 36
Bohnenspaghetti 35	Kernige Spieße auf	Sonnenblumensprossen 32
Buchweizenwaffeln 18	Spinatcreme 50	Sonnenmüsli 16
Chicoréeschiffe 31	Knusperauflauf 56	Spieße, kernige auf
Drachenpizza 42	Marzipan, gefülltes 63	Spinatcreme 40
Feuermelder 32	Max und Moritz 20	Tirami su 58
Früchtespieß, kerniger 17	Mehrkornbrot 20	Tomatenketchup 40
Fruchtfondue 60	Möhrenmüsli 14	Überraschungspaket 24
Fruchtiger Pfannkuchen 48	Möhrensalat 30	Vogelnest 28
Gefülltes Marzipan 63	Negerküsse auf Fruchtpüree 56	Vollkornkonfekt 63
Glückstaler 42	Nudeln mit Fleischsauce 44	Vollkornnudeln 44
Grüne Minna 22	Nußkugeln 63	Wichtelmännchen 32
Haferburger 40	Orangenmüsli 14	

Abkürzungen:

EL	=	Eßlöffel
TL	=	Teelöffel
Msp.	=	Messerspitze
ml	=	Milliliter
g	=	Gramm
l	=	Liter
geh.	=	gehäuft

Temperaturstufen:
Die Angaben in diesem Buch beziehen sich auf Elektrobacköfen.

Elektrobacköfen:	Gasherd:
150° C/160° C	Stufe 1
175° C/180° C	Stufe 2
200° C	Stufe 3
220° C/225° C	Stufe 4
240° C	Stufe 5
250° C	Stufe 6

Bei einem Heißluftherd sind niedrigere Wärmegrade als beim Elektrobackofen ausreichend; es sei dazu auf die Bedienungsanleitung des Gerätes verwiesen.

Kalorien-/Jouleangaben:
Die Angaben zum Energiegehalt in diesem Buch beziehen sich auf die Gesamtmenge der angeführten Personen- bzw. Stückzahl.

„FALKEN Feinschmecker" ist eine exquisite Kochbuchreihe, deren Bände immer einem besonderen Thema gewidmet sind. So kommt jeder Genießer auf seine Kosten. Fragen Sie Ihren Buchhändler!

CIP-Titelaufnahme der Deutschen Bibliothek

Reiter, Susanne:
Vollwertkost für Kinder: bärenstark u. kerngesund / Susanne Reiter. [Fotos: Michael Wissing]. – Niedernhausen/Ts.: Falken-Verl., 1988
    (FALKEN Feinschmecker)
    ISBN 3-8068-0968-2

ISBN 3 8068 0968 2

© 1988 by Falken-Verlag GmbH,
6272 Niedernhausen/Ts.
Titelbild: Michael Wissing BFF, Elzach
Fotos: Seite 30/31 und 42/43 TLC-Foto-Studio GmbH, Bocholt; alle übrigen Fotos Michael Wissing BFF, Elzach
Die Ratschläge in diesem Buch sind von Autor und Verlag sorgfältig erwogen und geprüft, dennoch kann eine Garantie nicht übernommen werden. Eine Haftung des Autors bzw. des Verlages und seiner Beauftragten für Personen-, Sach- und Vermögensschäden ist ausgeschlossen.
Gesamtproduktion: Falken-Verlag GmbH,
D-6272 Niedernhausen/Ts.

817 2635 4453 6271